五运六气
医案评析

苏　颖　王利锋　刘　派　编著

人民卫生出版社

图书在版编目(CIP)数据

　　五运六气医案评析/苏颖,王利锋,刘派编著.—北京:人民
卫生出版社,2017

　　ISBN 978-7-117-24193-9

　　Ⅰ.①五…　Ⅱ.①苏…　②王…　③刘…　Ⅲ.①运气(中医)-
医案-汇编-中国　Ⅳ.①R226

　　中国版本图书馆 CIP 数据核字(2017)第 063333 号

人卫智网	**www.ipmph.com**	医学教育、学术、考试、健康,
		购书智慧智能综合服务平台
人卫官网	**www.pmph.com**	人卫官方资讯发布平台

五运六气医案评析

编　　著:苏　颖　王利锋　刘　派
出版发行:人民卫生出版社（中继线 010-59780011）
地　　址:北京市朝阳区潘家园南里 19 号
邮　　编:100021
E - mail:pmph @ pmph.com
购书热线:010-59787592　010-59787584　010-65264830
印　　刷:北京盛通商印快线网络科技有限公司
经　　销:新华书店
开　　本:710×1000　1/16　印张:14
字　　数:157 千字
版　　次:2017 年 5 月第 1 版　2020 年 4 月第 1 版第 4 次印刷
标准号:ISBN 978-7-117-24193-9
定　　价:42.00 元

打击盗版举报电话: **010-59787491**　E-mail: **WQ @ pmph.com**
质量问题联系电话: **010-59787234**　E-mail: **zhiliang @ pmph.com**

得天之助玄机妙

——《五运六气医案评析》代序

在中医药,医案之学继承了史志的传统,贵时重创意,有凭证性和实用性,彰显案主的思维、创新和技巧,有可"效"的价值,是中医药学一种重要的文体,属于《文心雕龙·书记》中的"籍"。司马迁在《史记》中称"诊籍",又有"病案""脉案"等称谓。

着眼于变动不居的"证",重在展示辨证论治技艺的中医个案,大异于西医学据共性概念的"病",所依从统计高概率而示范的群案。中医医案是个性创作,为历代医家宝藏,殊堪诊视。清代医家王式钰在所著的《东皋草堂医案》序文中,指出:"《东垣试效方》虽无医案之名,而实为医案;《薛立斋医案》有医案之名而不止于案;《太平圣惠方》为方书,其中有千余首医案。"此外,在史书、传记、笔记中也每有翔实的医案。医案有证符案据、传达经验、示人方法、启迪思维的价值,以至古人有读经不如读案之说。

五运六气理论自从唐代王冰次注《素问》时,将《天元纪大论》等七篇纳入,犹如《周礼》以《考工》补《冬官》,充益了《素问》,由是"七篇大论"从数术类纬书之属,霍然为"经"。从秘传到播扬,除延传于司天监推步测候之外,昭于医学(包括兽医)、药学、农学等学术中。宋代对五运六气的推行最为宠励,或因在皇历

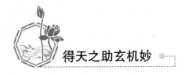

中发布值年运气,命药局司岁备药;或因医生必修,考试的试题中必有运气命题;或因《圣济经》《圣济总录》辑入运气内容并有宋徽宗的序文,成为一时之显学。宋代按《素问·六元正纪大论》中"五运六气之应见"一语,把素称"推步"的"七篇大论"等内容称为"五运六气",沿用至今。宋代传播炽盛,以至于有"不读五运六气,遍检方书何济"的时谚。

五运六气不仅发为有预测价值的病因学,盘式地列出因变气化的各种病症模式,更提出精括气宜的病机,还列有相应的治法、处方原则,在病因、气化、病机、治法等方面,突破了原《内经》诸篇的框架和理论,以其前沿性和深邃性达到了理论的一次提升,成为带头学科。北宋刘温舒、史堪,南宋陈言,金元之刘完素、张子和、李东垣、朱丹溪等人,各持一麟,就发为一家之学。很多医著将五运六气理论置于书首。运气理论虽然诠释纷纭,但终总落实于临床和养生。诊治探索中,宣明往范,昭示来学者当属医案。

医学是不确定性的科学和可能性的艺术。以尽可能的预知而有佳良的疗效为上工。把理论巧妙运用于实践,才是饮上池水隔垣而视的明医作为。五运六气之医案,理层高端,顺天用药,疗有神效。辨证论治在医家有三乘:法式检押属初乘,圆机活法为中乘,意创机先者为上乘。五运六气,推寻天道以明人事之旨,其气化理论,乃"善言化言变者,通神明之理";其治一本天机,超迈常辈。

古今医家悉用运气而巧夺天工者,令人叹其才秀。宋神宗时名医胡源,已预测到元丰四年(辛酉,1081),辛之寒水不及,则湿土侮之。该年果然雨湿大行,发生水患,黄河决口(刘温舒《素问入式运气论奥·五行胜复论》)。清嘉庆时名医唐立三,预测到下一年,即嘉庆元年(丙辰,1796)水运太过,上半年又是寒水司天,为天符。主运初运又值太角风木太过,初之客运为太羽寒水太过,初之主气是厥阴风木。运气相合加上客主加临,有三寒二风,值年应是严寒,果然应验(《吴医汇讲·司天运气征验》)。1957年,河北石家庄地区发生乙型脑炎,值年干支丁酉,张锡纯弟子郭可明先生(时任河北卫生厅副厅长)据阳明司天,气克运为天刑,热征剧烈,用加味白虎汤治疗,大获疗效。1960年,北京也发生流行性乙型脑炎流行,值年干支为庚子,运气同化为天刑同天符,用加味白虎汤效果不著,当时专家组中医研究院广安门医院蒲辅周教授分析病症和当时气候雨水多的特点按湿温,化湿清热,以重用苍术加白虎汤为治,治99例,全效皆愈。此后1961年广州也发生流行性乙型脑炎流行,中医学家据值年为辛丑年,太阴湿土司天,地处广州炎热多雨为特点,又结合石家庄、北京运用五运六气理论的经验,自得津涯,按湿热论治,妙起沉疴。

五运六气肇基于天人合一的理念,集天文、历法、气象、物候等涉及健康、疾病等灾害的经验知识,借助"天以六六为节,地以五五制会"的构架,以式盘结合论述的文体,托呈出突破天威难测的系统理论。它考量时序,候切逆顺;神机气立,含吐应节,不仅适其所至,靶位病机;顺天之道,其病可期;而且承借天地之气,增益人气。人类在与天地齐同进化过程中,其生长化收藏与四时八节同步,自然界中的光热、离子辐射等宇宙能量,是生命力、代谢力、免疫力等的祖蕴。五运六气就是有催助人们利用自然力的意义。五运六气医案疗效高的原因也在于此。

苏颖教授和她的团队,从事五运六气教学和研究多年,指登

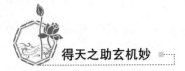

岱岳,成绩卓著,著有《中医运气学》《明清医家论温疫》《五运六气探微》。又创立有天象厅、示教馆、实践室、研究室为一体的"五运六气教学基地",这是中医药首个天地生综合研究基地,倬为名山盛业,令人敬仰。我仅以此文聊为读者之一助,供诸大雅。

孟庆云
2017 年 4 月 6 日于中国中医科学院

编 写 说 明

中医医案自古有之,它是中医学传承的重要手段与载体,对中医学术研究及临床实践一直起着重要作用。自汉初《史记·扁鹊仓公列传》记载的仓公诊籍始至明清时期的《名医类案》《续名医类案》,医案记载从简单的个案到理法方药完善的著作,中医医案在传承中不断完善。

五运六气理论源于《黄帝内经素问》七篇大论(《天元纪大论》《五运行大论》《六微旨大论》《气交变大论》《五常政大论》《六元正纪大论》《至真要大论》)以及两个遗篇(《刺法论》《本病论》),在其他篇章中也有阐述。五运六气理论是《黄帝内经》的重要组成部分,是《黄帝内经》天人相应整体观的集中体现。中医学的六淫致病、升降出入、气机气化、亢害承制、标本中气、治则治法、组方原则、四气五味用药及司岁备物等重要理论均肇始于此。

在中医学发展历程中,各个时代均有谙熟五运六气的医家,他们运用五运六气理论指导临床治疗均有所心得并留下了医案,这些医案对于中医经典的学习与运用无疑是难得的资料。五运六气理论博大精深,被历代医家称为"医门玄机",为了便于五运六气理论的学习与运用,我们查阅了50余部宋代至民国初年的医家著作,搜集了具有代表性的五运六气医案145例并加以评析,编辑成册,名《五运六气医案评析》。

本书共七章。第一章为总论,以"天地之大纪,人神之通应"

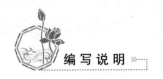

"气相得则和,不相得则病""折其郁气,资其化源"为主题,阐述了五运六气理论的生命观、疾病观及治疗观;第二至第七章为各论,按照风气为病医案(23例)、火与暑气为病医案(45例)、湿气为病医案(20例)、燥气为病医案(25例)、寒气为病医案(22例)、明清温疫医案(10例)之序编辑,每例医案后附【评析】。

为了保持医案原貌,除对原著中少数字词错误进行修改、规范了体例格式外,其他如旧制的药名、病名、医学术语、计量单位等均未改动。某些药物现为禁用药(如生虎膝骨、犀角等),为保持医案原貌而保留,现临床用替代品。医案出处均在各医案结尾处标明,以便读者查阅原著。

特别感谢中国中医科学院孟庆云先生多年来对于我们五运六气研究给予的大力支持,并在百忙中为此书作序。感谢硕士研究生蔡佳丽、徐鹤丹等同学在校对过程中给予的帮助。

由于水平有限,医案难免有疏漏,评析难免有不妥,诚望同仁斧正。谢谢!

苏　颖

2017年1月于长春中医药大学杏林苑

目　录

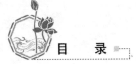

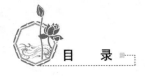

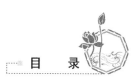

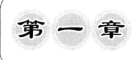

第一章

总　论

一、天地之大纪，人神之通应

"天地之大纪，人神之通应也"（《素问·至真要大论》）是五运六气理论的天人观，也是五运六气理论的核心思想。人体生命活动的生长壮老已与自然界天地之气运行规律息息相关，五运六气理论集中探讨了自然气象运动规律与人体生命活动规律的密切关系，是中医学天人相应整体医学思想的集中体现。

1. 太虚寥廓，肇基化元

太虚元气化生万物及人体生命。《素问·天元纪大论》云："太虚寥廓，肇基化元，万物资始，五运终天，布气真灵，揔统坤元，九星悬朗，七曜周旋，曰阴曰阳，曰柔曰刚，幽显既位，寒暑弛张，生生化化，品物咸章。"指出太虚寥廓无际，太虚元气是自然万事万物生化的基础。由于天体的周转，寒暑才有交替，气候才有温凉，一日有昼夜，从而产生了各种生命现象及世间万物。人类生活在自然界中，秉承自然之气而生，自然界存在着人类赖以生存的环境和条件；同时，自然环境的变化又可以直接或间接影响人体生命活动。

五行之气与人体相应。《素问·天元纪大论》云："天有五

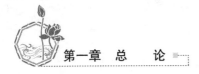

行,御五位,以生寒暑燥湿风;人有五脏,化五气,以生喜怒思忧恐""在天为玄,在人为道,在地为化,化生五味,道生智,玄生神。神在天为风,在地为木,在天为热,在地为火,在天为湿,在地为土,在天为燥,在地为金,在天为寒,在地为水,故在天为气,在地成形,形气相感而化生万物矣"。说明天是万物赖以生存的先决条件,地是万物赖以生存的基础,天地之间相互感应,化生了万物。人体五脏是生命的基础,人体在天地间汲取着精与气,在五脏化生气血精微,五脏得养而生神,才得以有各种情志变化。人居于天地之间,因此,天地之间的变化无时无刻不影响着人体。在《黄帝内经》中早已建立了天人一体的系统,如"东方生风,风生木,木生酸,酸生肝,肝生筋,筋生心。其在天为玄,在人为道,在地为化。化生五味,道生智,玄生神,化生气。神在天为风,在地为木,在体为筋,在气为柔,在脏为肝。其性为暄,其德为和,其用为动,其色为苍,其化为荣,其虫毛,其政为散,其令宣发,其变摧拉,其眚为陨,其味为酸,其志为怒。怒伤肝,悲胜怒;风伤肝,燥胜风;酸伤筋,辛胜酸"。当天地之气温和以顺,人体生命顺应自然,就是天地与人相得。"气相得则和,不相得则病。"如果人体生命没有顺应天地之气的变化,违背了春温、夏暖、秋凉、冬寒的自然规律,感受四时不同的邪气就会"春伤于风,邪气留连,乃为洞泄。夏伤于暑,秋为痎疟。秋伤于湿,上逆而咳,发为痿厥。冬伤于寒,春必温病。四时之气,更伤五脏"。

　　三阴三阳变化规律与人体相应。五运六气理论认为自然界有三阴三阳六气和五行之气的变化,人体也有三阴三阳六经之气和五脏之气的运动,而自然气候变化关系于三阴三阳六气和五行之气的运动,人体生命活动及疾病变化取决于三阴三阳六经之气和五脏之气是否协调。可见,人体生命活动与自然变化密切相关,自然界阴阳五行之气的运动与人体五脏、六经之气的运动是相互收受通应的,正如《灵枢·岁露论》所云"人与天地相参也,与日月相应也"。

五运六气理论认为自然界天地万物、五运六气,乃至人体生命活动等都是相互依存、相互作用又运动变化的整体,对于自然界的一切变化,包括人体健康和疾病必须运用整体运动观予以观察与分析。

2. 先立其年,以知其气

天地之气运行有规律。《素问·天元纪大论》云:"天以六为节,地以五为制。周天气者,六期为一备;终地纪者,五岁为一周。君火以明,相火以位。五六相合而七百二十气,为一纪,凡三十岁;千四百四十气,凡六十岁,而为一周,不及太过,斯皆见矣。"《素问·六微旨大论》云:"天气始于甲,地气始于子,子甲相合,命曰岁立,谨候其时,气可与期。"指出天地之气运行是有规律的,天气(风热火湿燥寒六气)以六岁为一周,地气(木火土金水之岁运)以五岁为一周;每岁二十四个节气,三十年七百二十个节气,一个甲子周期六十年,共计一千四百四十个节气。谨慎地观察,时至则气至。

天干化五运规律。十天干始于甲,每干纪一岁,每干各有五行属性,其规律是:甲己之岁为土运,乙庚之岁为金运,丙辛之岁为水运,丁壬之岁为木运,戊癸之岁为火运。其中,奇数之岁为太过之岁,偶数之岁为不及之岁。《素问·天元纪大论》云:"甲己之岁,土运统之;乙庚之岁,金运统之;丙辛之岁,水运统之;丁壬之岁,木运统之;戊癸之岁,火运统之。"该年气候、物候及病候变化规律与该年五行属性相同。

地支化六气规律。《素问·天元纪大论》云:"子午之岁,上

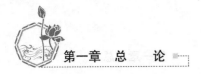

见少阴；丑未之岁，上见太阴；寅申之岁，上见少阳；卯酉之岁，上见阳明；辰戌之岁，上见太阳；巳亥之岁，上见厥阴。"即年支为子或午的年份，司天之气为少阴君火；年支为丑或未的年份，司天之气为太阴湿土；年支为寅或申的年份，司天之气为少阳相火；年支为卯或酉的年份，司天之气为阳明燥金；年支为辰或戌的年份，司天之气为太阳寒水；年支为巳或亥的年份，司天之气为厥阴风木。司天之气影响上半年气候，乃至反映全年气候趋势，气候、物候及病候受该年司天之气影响。六气为本，三阴三阳为标，六气之间相互作用、相互制约。正如《素问·天元纪大论》云："厥阴之上，风气主之；少阴之上，热气主之；太阴之上，湿气主之；少阳之上，相火主之；阳明之上，燥气主之；太阳之上，寒气主之。"

3. 治化而人应之也

运动变化是宇宙万物变化的总规律。五运六气理论认为包括人类在内的整个自然界始终处在不停顿的运动变化之中，没有天地自然界的规律运动，就没有自然万物变化及各种生命现象，所以《素问·天元纪大论》云："动静相召，上下相临，阴阳相错，而变由生也。"自然界一切变化都是由于天地自然界有规律的运动而产生的，其运动规律是连续的、永恒的。《素问·六微旨大论》也指出："成败倚伏生乎动，动而不已，则变作矣……出入废则神机化灭，升降息则气立孤危。故非出入，则无以生长壮老已；非升降，则无以生长化收藏。"均说明了大自然具有不断运动变化的本领和特性，自然运动规律能产生自然界各种生命现象。

人居天地之间、气交之中，与自然是统一的整体。如《素问·六微旨大论》云："上下之位，气交之中，人之居也。故曰：天枢之上,天气主之;天枢之下,地气主之;气交之分,人气从之,万物由之,此之谓也。"天气在上而下降,地气在下而上升,人生存于天地之气交会之中,故必须顺应天地之气的变化而变化。《素问·至真要大论》则更明确地指出:"天地之大纪,人神之通应也。"说明了人体生命活动与天地变化规律是相互通应的,正如《素问·五运行大论》云"南方生热,热生火,火生苦,苦生心,心生血,血生脾。其在天为热,在地为火,在体为脉,在气为息,在脏为心……喜伤心,恐胜喜;热伤气,寒胜热;苦伤气,咸胜苦"等,把天之六气、地之五行、方位与人体的脏腑、七情等方面紧密相联,形成了"四时五脏阴阳"的理论体系。

各岁气候变化影响人体发病。《素问·气交变大论》云:"太过者先天,不及者后天,所谓治化而人应之也。"《素问》的运气篇章详细论述了各不同年份气候与发病的关系。如《素问·气交变大论》云:"岁火太过,炎暑流行,肺金受邪。民病疟,少气咳喘,血溢血泄注下……岁金太过,燥气流行,肝木受邪。民病两胁下少腹痛,目赤痛眦疡,耳无所闻"等,指出了五运六气太过与不及之岁的致病特点。

必先岁气,无伐天和。"必先岁气,无伐天和"出自《素问·五常政大论》,强调临床防治疾病要考虑自然气候变化对人体疾病的影响。所谓岁气,即每年的气候变化;天和,即自然气候的正常变化。岁气每年变迁,四季气候不断更替,故治疗用药不要与年份时令特点相违背,必须顺应四时寒暑规律。《素问·六元正纪大论》的"无失天信,无逆气宜,无翼其胜,无赞其复,是谓至治"就是这个道理,强调治疗时不要违背五运六气气候及时令规律,不要助邪气损正气。标本中气、岁主脏害、六气淫胜为病等理论怎样指导临证治疗,在五运六气理论中均有较为详细的阐

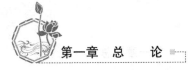

述,例如针对客主相胜为病,《素问·至真要大论》提出了相应的治法和用药原则——"高者抑之,下者举之,有余折之,不足补之,佐以所利,和以所宜,必安其主客,适其寒温,同者逆之,异者从之"。诸如此类,不胜枚举。

总之,五运六气理论认为人与自然是一个不可分割的有机整体,自然天地万物包括人体生命均处在不断运动变化之统一体中,因此,研究自然气候变化规律及其对人体健康与疾病的影响,必须从整体与运动变化的角度进行分析,运用《黄帝内经》天人相应的整体思想为指导。

二、气相得则和,不相得则病

"气相得则和,不相得则病"(《素问·五运行大论》)是五运六气理论的发病观,指出五运六气气化正常则人体健康,气化失常则影响人体发生相应疾病。五运六气理论认为,导致疾病发生的主要原因是风寒暑湿燥火六气的异常变化,即"夫百病之生也,皆生于风寒暑湿燥火,以之化之变也"(《素问·至真要大论》);病机变化与运气变化相关,审察病机时不要违背运气之所宜,即"审察病机,无失气宜"(《素问·至真要大论》);邪气侵犯人体脏腑发生疾病,其疾病性质与岁运岁气有关,即"岁主脏害"(《素问·至真要大论》)。

1. 风寒暑湿燥火,之化之变

风寒暑湿燥火,即六气。在正常气化情况下,六气是生命之源,如果六气气化失常或不当其位时,则六气异常变为致病邪气,即六淫。六淫属邪气,触冒六淫邪气可导致人体发病。五运六气理论高度重视六淫致病,如《素问·至真要大论》所云"夫百病之生也,皆生于风寒暑湿燥火,以之化之变也",指出百病之生,不外风寒暑湿燥火六气发生了异常变化所致。

气化异常为六淫。"非气化者,是谓灾也。"(《素问·六元正纪大论》)即非正常气化可产生灾害,导致疾病发生。五运六气理论十分重视气化,若气化正常,人体能够与之相适应,则不会致病,亦即"气相得则和";若气化反常,六气便演化为六淫,人体若不能与之相适应则易发生疾病,即"不相得则病",说明气化的正常与否是导致疾病发生的主要外因。

不当其位为六淫。五运六气理论认为五运和六气都应有正常气位,气位正常才能保证气化正常,人体安和。若失于位序,则易引起气候反常而使人体发生疾病。如《素问·五运行大论》云:"不当其位者病,迭移其位者病,失守其位者危。"强调了五运六气正常化序是气候正常的保证,而异常化序是气候发生异常变化的重要因素。

六淫致病各异。《素问·五常政大论》云:"寒热燥湿,不同其化。"意即天之六气各有不同的气化作用。六气之气化特性为"燥胜则地干,暑胜则地热,风胜则地动,湿胜则地泥,寒胜则地裂,火胜则地固矣"(《素问·五运行大论》)。其致病亦表现出不同特点,即"风胜则动,热胜则肿,燥胜则干,寒胜则浮,湿胜则濡泄,甚则水闭胕肿,随气所在,以言其变耳"(《素问·六元正纪大论》)。

六淫相兼为病具有同气相求的特征。即《素问·六微旨大论》所谓:"寒湿相遘,燥热相临,风火相值。"《素问·六元正纪大论》亦云:"风生高远,炎热从之,云趋雨府,湿化乃行,风火同德。"说明其性相近的六淫邪气多相兼致病,但因气候变化的复杂性,以及人体体质差异,故也可有风湿、湿热等为患。

六淫之间存在着向所胜关系转化的特点。湿可化寒,寒可

7

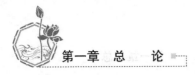

化热,热可化燥,燥可化风,风可化湿。同理,六淫致病过程中,病性也可以相互转化,如寒邪入里可以化热,热邪可化燥伤阴等。《素问·六元正纪大论》云:"六气之用,各归不胜而为化,故太阴雨化,施于太阳;太阳寒化,施于少阴;少阴热化,施于阳明;阳明燥化,施于厥阴;厥阴风化,施于太阴。"

六淫致病是五运六气病因理论的核心,也是中医病因学的重要组成部分。它揭示了六淫致病与气化的密切关系,提示了研究六淫病因要注意主气常规气化与致病的规律,更要考虑六淫特殊气化与致病的机制,其理论不但对现代病因学的研究有重要参考价值,而且对未来病因学的揭示亦有深远意义。

2. 审察病机,无失气宜

病机,指疾病发生、发展、变化及转归的机理。病机,主要研究人体疾病发生及病机变化的过程与规律。五运六气理论以五运六气变化规律为基础,提出了分析病机的纲领,即"审察病机,无失气宜"(《素问·至真要大论》)。强调辨析五运六气病机是辨证的关键,即在审察疾病发生发展变化机理时,一定要考虑五运六气盛衰变化状况,观察有无胜、复、郁、发之变,不要违背六气主时规律,并将此作为审察病机的准则与要领。五运六气病机理论以《素问·至真要大论》病机十九条为代表,它为审证求因制定了辨证纲领,奠定了中医病机学基础。

五脏病机。人体是以五脏为核心的有机整体,五脏功能正常与否直接影响人体生命健康。因此,五脏病机在中医学病机理论中占有重要地位。《素问·至真要大论》研究病机变化时,首先提出了五脏病机的辨析方法,云"诸风掉眩,皆属于肝。诸寒收引,皆属于肾。诸气膹郁,皆属于肺。诸湿肿满,皆属于脾……诸痛痒疮,皆属于心",根据五脏功能特点及病理变化状况,指出了辨别五脏病机的一般规律,以及临床应用的基本方法。

六气病机。自然六气盛衰对人体脏腑有相应影响,并且决定着疾病的病位和病性。因此,可根据六气盛衰变化对脏腑疾病进行定位和定性。《素问·至真要大论》在阐述六气病机时,指出"诸热瞀瘛,皆属于火……诸禁鼓栗,如丧神守,皆属于火。诸痉项强,皆属于湿。诸逆冲上,皆属于火。诸胀腹大,皆属于热。诸躁狂越,皆属于火。诸暴强直,皆属于风。诸病有声,鼓之如鼓,皆属于热。诸病胕肿疼酸惊骇,皆属于火。诸转反戾,水液浑浊,皆属于热。诸病水液,澄澈清冷,皆属于寒。诸呕吐酸,暴注下迫,皆属于热",将多种常见疾病进行了六气定性,为临床分析病机、研究疾病传变规律提供了重要的界定原则。

六气升降失常影响脏腑气机。《素问·刺法论》指出:"升降不前,气交有变,即成暴郁。"升降气机失常主要有不迁正、不退位及升降不前等情况,自然界气机升降失常,气交壅塞,致使其气暴郁,进而直接影响脏腑气机失常,主要使脏腑气机阻滞甚至闭塞,易发生温疫及各种病证。

五运病机。五运六气理论指出五运与脏腑病机密切相关,即自然界运气变化对人体有直接影响,如果当年岁运所致的气候变化超过人体适应限度,则导致相应脏腑发生疾病。

《素问·气交变大论》阐述了五运太过与不及之岁所致脏腑病机变化规律。例如:木运太过之岁致病的主要病机为"岁木太过,风气流行,脾土受邪,民病飧泄食减,体重烦冤,肠鸣腹支满,上应岁星。甚则忽忽善怒,眩冒巅疾……反胁痛而吐甚,冲阳绝者死不治",指出木运太过则肝气偏胜而病实证,肝旺乘土,导致其所胜之脾病;木运不及之岁的主要病机为"岁木不及,燥乃大

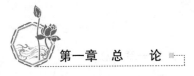

行……民病中清，胠胁痛，少腹痛，肠鸣溏泄……脾土受邪，赤气后化，心气晚治，上胜肺金，白气乃屈，其谷不成，咳而鼽"，指出木运不及，燥金之气大行，则肝气受邪而病，肺金实而自病；木不及，其子火气为复气制约肺金之气，则出现心火亢盛而自病。可知，五运病机变化，表明了岁运太过，则与之五行属性相应之脏偏盛为病，其变化规律即《素问·五运行大论》所说"气有余，则制己所胜而侮所不胜"。

气机升降郁塞易致瘟疫。"升之不前，即有甚凶也。木欲升而天柱窒抑之，木欲发郁亦须待时，当刺足厥阴之井……水欲发郁亦须待时，当刺足少阴之合"（《素问·刺法论》），指出司天在泉及四间气之六气，当升不升，天地气机郁滞，会有剧烈的气候变化，其郁滞之气不同，能影响相应之脏腑气机，可针刺相应脏腑之五输穴调治。《素问·刺法论》又云："刚柔二干，失守其位……天地迭移，三年化疫。""假令甲子，刚柔失守……如此三年，变大疫也……刺之，当先补肾俞……次三年作土疠。"明确指出司天在泉的左右间气不能迁正为司天在泉，三年左右可造成疫病流行，其疫疠大体可分为木疫、火疫、土疫、金疫、水疫五种，影响相应脏腑气机，可以针刺相应脏腑俞穴预防。

运气胜复与病机虚实关系密切。《素问·至真要大论》指出"盛者责之，虚者责之"，意为运气胜衰与病机虚实密切相关。运气盛衰取决于运气的太过与不及，太过者有余则气盛，不及者不足则气衰。因此，感受胜气之邪则病实，感受衰气之邪则病虚。说明运气的胜复郁发影响着运气盛衰，是虚实病机产生的机制。无论运气太过或不及均可产生胜气，"有胜必复""胜盛则复甚"，所以出现胜气之后，其所不胜之气必为复气，因此，受邪的脏腑必然发生虚实转化。形成胜复相搏，虚实互移，胜极则复，实极必虚的胜复虚实转化关系。

标本中气与疾病转化。标本中气理论主要记载于《素问·天元纪大论》《素问·五运行大论》《素问·至真要大论》《素问·阴阳离合论》等篇。标本中气理论以六气为本，以三阴三阳为标。《素问·六微旨大论》云："少阳之上，火气治之，中见厥阴；阳明之上，燥气治之，中见太阴；太阳之上，寒气治之，中见少阴；厥阴之上，风气治之，中见少阳；少阴之上，热气治之，中见太阳；太阴之上，湿气治之，中见阳明。所谓本也，本之下，中之见也，见之下，气之标也，本标不同，气应异象。"可见，标本中气的基本内容是阐述三阴三阳与风寒暑湿燥火六气标本从化关系的。即少阳为火，阳明为燥，太阳为寒，厥阴为风，少阴为热，太阴为湿。标本中气的从化规律有标本同气从本、标本异气从本从标，以及从乎中气三种，正如《素问·至真要大论》所言："六气标本，所从不同奈何？……少阳太阴从本，少阴太阳从本从标，阳明厥阴，不从标本从乎中也。故从本者化生于本，从标本者有标本之化，从中者以中气为化也。"研究标本中气有益于指导病机分析，根据六气的三种从化规律有针对性地分析病机。例如，临床时结合症状表现，确定其病在本、在标，还是中见，从而决定治疗方向。《素问·至真要大论》云："夫标本之道，要而博，小而大，可以言一而知百病之害。"标本中气理论对分析病机很重要，如太阳表寒证其病机为出于本，而太阳表热证则为病出于标，阳明病出现太阴湿证者就可分析为病在中。另外，根据标本异气或从标或从本的理论，就应注意疾病传变有向相反方向转化的可能性，如太阳、少阴从本从标，就有寒化、热化的可能性；而阳明、厥阴从乎中就应该注意燥湿转化和风火相助的病机变化。可见，研究标本中气的从化关系对于确定治疗方向具有重要意义，六

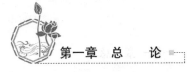

淫之邪作用于人体,可以相互转化,表现为不同的从化变化,《伤寒论》六经病证的设立即是以标本中气理论为基础,少阳太阴从本,即少阳之病,易从热化、火化,而表现为火热上炎的征象,临床治疗应以清泻火热为主;太阴病,易于湿化,临床多见湿浊困阻之病,应以健脾化湿为主。太阳少阴从标从本,则少阴之病,可从标而寒化,从本而热化,因此,既可以四逆汤类温化少阴之寒,又可以黄连阿胶汤类清少阴之热;太阳之病亦是如此,既可从热化而表现出麻黄汤证,又可从寒化表现出四逆汤及诸附子汤证。阳明厥阴从乎中气,则阳明病从中可见太阴虚寒证,可用温补太阴之剂;厥阴从乎中可见少阳相火证,可用清热泻火息风止痉之剂。总之,六经病证不离标本中气之特性。

分析病机的思路与方法。《素问·至真要大论》指出了分析病机的思路与方法。人体疾病的病机变化虽然大体可以运用五脏、六气、五运等方法来推求,但是,实际疾病的病机变化难以胜数,因此,《素问·至真要大论》指出了分析病机的思路与方法:首先,"审察病机,无失气宜",即分析病机时要考虑到自然气候季节变化对病机的影响;其二,"谨守病机,各司其属",即谨慎辨析病机,掌握各种病象的病机归属;其三,"有者求之,无者求之",对于原文中没有谈及的病证也当按照病机分析方法探求其病机归属,能举一反三,灵活运用;其四,"盛者求之,虚者求之",对于邪气盛实及正气不足的病证表现,均应认真追究病机归属。

五运六气病机反映了天人相应整体观念,指出了掌握病机的重要性及病机归类规律与方法,奠定了中医病机学基础,成为后世病机学的重要内容。运用五运六气理论分析病机及其转归,对指导中医临床辨证论治具有重要指导意义。

3. 岁主脏害

"岁主脏害"出自《素问·至真要大论》,意为外感六淫邪气侵犯人体脏腑发生疾病,其疾病性质与岁运岁气性质相关。五运六气理论认为自然气候变化对疾病的发生与流行有影响,疾病性质与各岁各时节气候变化特点相关。

岁运太过与发病。岁运太过之年,其发病规律是本气之脏偏胜而病,所胜之脏受损而病。《素问·气交变大论》云:"岁木太过,风气流行,脾土受邪。民病飧泄食减,体重烦冤,肠鸣腹支满……甚则忽忽善怒,眩冒巅疾……反胁痛而吐甚。"木运太过之年人体发病的规律是肝木本身及其所胜之脏脾土的病变。肝木之气太过,则见善怒、眩冒巅疾、胁痛等症;木胜克土,则见飧泄、食欲减退、肢体困重、肠鸣、腹部胀满等症。

按《素问·气交变大论》各岁运太过年辰的疾病流行规律分别为:岁火太过,炎暑流行,火气偏甚则易见胸中痛、胁部胀满疼痛、膺背肩胛间及两臂内痛、身热肤痛而为浸淫疮等;火胜克金而肺金受邪,则易病疟、少气咳喘、血溢血泄、泻下、咽燥耳聋、胸中及肩背热等。岁土太过,雨湿流行,土气偏甚则肌肉萎、肢体痿软弛缓不收、行走时易瘈疭抽搐、脚下疼痛、水湿饮邪内停、中满食减、腹满溏泄肠鸣;土胜克水而肾水受邪,则病腹痛、四肢清冷厥逆、肢体沉重、意不乐、心烦闷等。岁金太过,燥气流行,金气偏甚则喘咳逆气、肩背疼痛、尻阴股膝髀腨胻足等处皆生病痛等;金胜克木而肝木受邪,则病两胁下及少腹痛、目赤疼痛、目眦疮疡、耳无所闻等。岁水太过,寒气流行,水气偏甚则腹部肿大、胫肿、喘促咳嗽、寝汗出、恶风、肠鸣溏泄、食谷不化等;水胜克火而邪害心火,则病身热烦躁心悸、谵语妄言、心痛等。见表1-1。

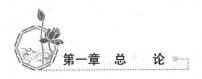

表1-1 岁运太过与发病

五运太过	发病脏	主要症状
木	肝、脾	飧泄、食减、体重、烦冤、肠鸣支满、善怒、眩冒、巅疾、胁痛而吐甚
火	心、肺	疟,少气、咳喘、血溢、血泄、泻下、咽燥耳聋、中热、肩背热、胸中痛、胁支满胁痛、膺背肩胛间痛、两臂内痛、身热肤痛
土	脾、肾	腹痛,清厥意不乐,体重烦冤,肌肉痿、足痿不收,行善瘈,脚下痛,饮发、中满、食减、四肢不举、腹满、溏泄、肠鸣
金	肺、肝	两胁下少腹痛,目赤痛、眦疡,耳无所闻,体重、烦冤、胸痛引背、两胁满且痛引少腹,喘咳、逆气、肩背痛,尻阴股膝髀腨胻、腨箭足背痛、肢胁不可反侧、咳逆甚而血溢
水	肾、心	身热、烦心、躁悸,阴厥上下中寒,谵妄心痛,腹大胫肿、喘咳、寝汗出,憎风,腹满肠鸣、溏泄、食不化,渴而妄冒

　　岁运不及与发病。岁运不及之年,其发病规律是本气之脏表现不及而病,所不胜之脏偏盛而病,因复气偏胜而产生相应的病证。如《素问·气交变大论》所言:"岁木不及……民病中清,胠胁痛,少腹痛,肠鸣溏泄……复则炎暑流火……病寒热疮疡痱胗痈痤……上胜肺金,白气乃屈,其谷不成,咳而鼽。"木运不及之年人体发病的规律是肝脏、所不胜之肺脏和来复气之心脏发生病变。肝木不及则见腹中清冷、胠胁痛、少腹痛、肠鸣溏泄等症;心火之气来复则见疮疡、痱胗、痈痤等症;肺气偏胜则见咳而

衄等症。

根据《素问·气交变大论》所载,其余各岁运不及之年的天时民病情况为:火运不及之年,易患胸中痛,胁下胀满疼痛,膺、背、肩胛间及两臂内侧疼痛,抑郁眩冒,心痛,突然失瘖,胸腹部肿大,胁下与腰背部相互牵引而痛,甚则肢体蜷屈不能伸,髋部髀部好似分离不相联结等;脾土之气来复则病鹜溏腹满,食饮不下,腹中寒冷肠鸣,腹泄腹痛,四肢拘挛痿软麻痹,两足难以支撑身体。土运不及之年,易患飧泄霍乱,体重腹痛,筋骨繇复,肌肉瞤酸,善怒等症;肺金之气来复则见胸胁暴痛,下引少腹,善太息。金运不及之年,容易患肩背瞀重,衄嚏血便注下等病症;肾水之气来复则易致头痛,并延及囟顶发热,口疮,甚则心痛等病。水运不及之年,病多见腹满身重,濡泄,阴寒疮疡,腰股疼痛,腘、腨、股、膝活动不便,心中烦闷,两足痿软清厥,脚下痛,甚则足肿;肝木之气来复则易见筋骨拘挛,肌肉瞤瘛,两眼视物昏花,肌肤发疹,痛于心腹等。见表1-2。

表1-2　岁运不及与发病

五运不及	发病脏	主要症状
木	肝肺心	中清,肤胁痛,少腹痛,肠鸣,溏泄,寒热,疮疡,痹胗,痈痤,咳而衄
火	心肾脾	胸中痛,胁支满,两胁痛,膺背肩胛间及两臂内痛,郁冒朦昧,心痛暴瘖,胸腹大,胁下与腰背相引而痛,髋髀如别,鹜溏腹满,食饮不下,寒中肠鸣,泄注腹痛,暴挛痿痹,足不任身
土	脾肝肺	飧泄霍乱,体重腹痛,筋骨繇复,肌肉瞤酸,善怒,胸胁暴痛,下引少腹,善太息

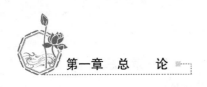

续表

五运不及	发病脏	主要症状
金	肺心肾	肩背瞀重,鼽嚏血便注下,阴厥且格阳反上行,头脑户痛,囟顶发热,口疮,心痛
水	肾脾肝	腹满身重,濡泄寒疡流水,腰股痛发,腘腨股膝不便,烦冤,足痿,清厥,脚下痛,胕肿,寒疾于下,腹满浮肿,筋骨并辟,肉𥆧瘛,目视㿠㿠,肌肉胗发,气并鬲中,痛于心腹

主运与发病。主运主司一年五季气候的常规变化。初运为木运,应于春季,气化特点以风为主,风气通于肝,故春季人体肝气变化较大,发生肝病的可能性较大。二运为火运,应于夏季,气化特点以火为主,火气通于心,故夏季人体心气易于偏旺而为病。三运为土运,应于长夏,气化特点多湿,湿气通于脾,故长夏人体脾气容易受到影响,脾胃疾病发生较多。四运为金运,应于秋季,气化特点多燥,燥气通于肺,故秋季燥邪易于犯肺,肺脏疾患较多。五运为水运,应于冬季,气化特点多寒,寒气通于肾,故冬季人体肾气易为寒气所伤。

主气与发病。主气分六步,初之气为厥阴风木,主时大寒到春分,故多影响于肝。二之气为少阴君火,主时春分到小满;三之气为少阳相火,主时小满到大暑,君火、相火同属于火,故均易影响于心,以致暑热心病。四之气为太阴湿土,主时大暑到秋分,故疾病流行以脾胃病为其特点。五之气为阳明燥金,主时秋分到小雪,秋燥主要影响于肺。终之气为太阳寒水,主时从小雪到大寒,主要影响于肾。

司天与发病。不同年份的司天之气对人体脏腑之气均有影响,《素问·至真要大论》有详尽记载。例如:巳亥之年,厥阴风木司天,"民病胃脘当心而痛,上支两胁,鬲咽不通,饮食不下,舌本强,食则呕,冷泄腹胀,溏泄瘕水闭。蛰虫不去,病本于脾"。即厥阴风木司天之年,则上半年风邪淫其所胜之土气,其病候是脾胃易于受病,证候多见胃脘当心处疼痛,胸部两胁支满,咽膈阻塞不通,饮食不下,舌根强硬,食后呕吐,腹胀泄泻,水闭不通,腹中瘕块。

子午之年,少阴君火司天,"民病胸中烦热,嗌干,右胠满,皮肤痛,寒热咳喘,大雨且至,唾血血泄,鼽衄嚏呕,溺色变,甚则疮疡胕肿,肩背臂臑及缺盆中痛,心痛肺瞋,腹大满,膨膨而喘咳。病本于肺"。意为少阴君火司天之年,则上半年热邪淫其所胜之金气,其病候是肺金易于受病,证候多见胸中烦热,咽干,右胸胁胀满,皮肤疼痛,寒热时作,咳嗽喘息,吐血便血,鼻涕鼻衄,喷嚏呕吐,小便色变,甚者皮肤疮疡,足部水肿,肩背、上肢缺盆部位疼痛,心痛肺胀,腹部胀大痞满,肺部膨膨郁闭胀闷而咳喘,尺泽脉绝者,乃肺之真气已脱,则多属死证而不治。

丑未之年,太阴湿土司天,"胕肿、骨痛、阴痹,阴痹者,按之不得,腰脊头项痛,时眩,大便难。阴气不用,饥不欲食,咳唾则有血,心如悬。病本于肾"。指出太阴湿土司天之年,则上半年湿邪淫其所胜之水气,其病候是湿土易于致肾为病,证候多见浮肿、骨痛、阴痹等病,阴痹者,腰脊、头项疼痛,时时头目晕眩,大便难,阴精之气不用,阳痿不举,饥不欲食,咳嗽唾血,心中空虚如悬不宁。

寅申之年,少阳相火司天,"民病头痛,发热恶寒而疟,热上皮肤痛,色变黄赤,传而为水,身面胕肿,腹满仰息,泄注赤白,疮疡,咳唾血,烦心胸中热,甚则鼽衄。病本于肺"。指出少阳相火

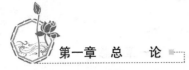

司天之年,则上半年火邪淫其所胜金气,其病候是病本于火邪伤肺,民病多见头痛,发热恶寒如疟,热在上部,皮肤痛,肤色呈现黄赤色,病进而传变为水病,身面浮肿,腹部胀满,仰面喘息,泄下赤白如注,皮肤疮疡,咳嗽唾血,心胸烦热,甚者鼻塞流涕、鼻衄等。

卯酉之年,阳明燥金司天,"民病左胠胁痛,寒清于中,感而疟,大凉革候,咳,腹中鸣,注泄鹜溏……心胁暴痛,不可反侧,嗌干面尘,腰痛,丈夫癫疝,妇人少腹痛,目昧眦,疡疮痤痈。蛰虫来见,病本于肝"。指出阳明燥金司天之年,则上半年燥邪淫其所胜之木气,其病候是燥金易伤肝木为病,证候多见筋骨病变,左胸胁疼痛,清凉之气伤于内而发疟疾,寒凉肃杀之气改变了气候,则易致咳嗽、肠鸣、泻泄鹜溏。或见心胁急剧疼痛,不能转侧,咽干,面色如尘,腰痛,男子易患疝气,妇女每多少腹痛,两目昏昧不清,眼眦疮疡,痤疮痈疡。

辰戌之年,太阳寒水司天,"血变于中,发为痈疡,民病厥心痛,呕血、血泄、衄衊,善悲,时眩仆。运火炎烈,雨暴乃雹。胸腹满,手热、肘挛、掖肿,心澹澹大动,胸胁胃脘不安,面赤,目黄,善噫,嗌干,甚则色炲,渴而欲饮。病本于心"。指出太阳寒水司天之年,则上半年寒邪淫其所胜之火气,病候是寒水易伤心而为病,证候多见血脉变化于内,易发痈疮,厥心痛,吐血,便血,鼻塞衄血,易悲伤,时时晕眩而仆倒。若遇岁运火热炎烈,易出现暴雨与冰雹俱下的天气,人们则发生胸腹胀满,手热,肘部拘紧,腋下肿痛,心胸动悸不宁,胸胁胃脘不安,面色赤,目黄,常常嗳气,咽干,甚至面色灰黑,渴欲饮水。

在泉与发病。《素问·至真要大论》记载了在泉之气对各岁疾病发生流行的影响。例如:巳亥之年,少阳相火在泉。"民病注泄赤白,少腹痛,溺赤,甚则血便。"少阳相火在泉,则下半年火邪淫其所胜之金气,其病候为人们易患腹泻下注,泻痢赤白,少腹疼痛,小便赤,甚至便血。

子午之年,阳明燥金在泉。"民病喜呕,呕有苦,善太息,心胁痛不能反侧,甚则嗌干面尘,身无膏泽,足外反热。"阳明燥金在泉,则下半年燥邪淫其所胜之木气,其病候是人们易患呕吐,吐苦水,善太息,心与胁部疼痛不能转侧,甚者咽干而面色如尘,肌肤干枯而不润泽,足的外侧发热。

丑未之年,太阳寒水在泉。"民病少腹控睾,引腰脊,上冲心痛,血见,嗌痛颔肿。"太阳寒水在泉,则下半年寒邪淫其所胜之火气,其病候是人们易患少腹连及睾丸疼痛,痛引腰脊,上冲心胸痛,出血,以及咽喉、颔下肿痛。

寅申之年,厥阴风木在泉。"民病洒洒振寒,善伸数欠,心痛支满,两胁里急,饮食不下,鬲咽不通,食则呕,腹胀善噫,得后与气,则快然如衰,身体皆重。"厥阴风木在泉,则下半年风邪淫其所胜之土气,其证候是洒洒然战栗恶寒,时常伸欠,心痛而胸部撑胀,两胁部拘急,饮食不下,咽膈阻塞不通,饮食后则呕吐、腹胀,容易嗳气,大便与矢气后症状减轻,身体沉重。

卯酉之年,少阴君火在泉。"民病腹中常鸣,气上冲胸,喘不能久立,寒热,皮肤痛,目瞑、齿痛、颊肿,恶寒发热如疟,少腹中痛,腹大。"少阴君火在泉,则下半年热邪淫其所胜之金气,病候是人们易患腹中肠鸣,气上冲胸,喘息不能久立,时发寒热,皮肤疼痛,两目不欲见光,牙齿疼,眼下肿,恶寒发热如同疟疾,少腹疼痛,腹部胀大。

辰戌之年,太阴湿土在泉。"民病饮积,心痛,耳聋浑浑焞焞,嗌肿喉痹,阴病血见,少腹痛肿,不得小便,病冲头痛,目似

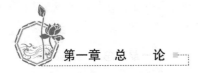

脱,项似拔,腰似折,髀不可以回,腘如结,腨如别。"太阴湿土在泉,则下半年湿邪淫其所胜之水气,其病候是人们易患水饮积聚,心痛,耳聋,咽肿喉痹,两阴出血,少腹痛肿,小便不利,气逆上冲而头痛,目肿胀痛如脱,颈部疼痛如拔,腰痛如折,腿髀活动伸屈不能,膝关节活动不灵,小腿肚转筋疼痛欲裂。

三、折其郁气,资其化源

"折其郁气,资其化源"出自《素问·六元正纪大论》,是五运六气理论的治疗观。"折其郁气,资其化源",指在治疗上要抑有余,资不足。五运六气理论在疾病治疗方面,根据岁运太少、六气司天在泉及其胜复、地域不同所致的不同气候、物候及病候情况,来确立治疗原则及治法,体现了五运六气天人相应整体医学观,以及因时、因地、因人制宜医学思想的科学性。《素问·六元正纪大论》进而指出:"无失天信,无逆气宜,无翼其胜,无赞其复,是谓至治。"即治疗时不要违背天时气运胜复规律,把脏腑失调与五运六气气化失常密切联系。

1. 五运治则

岁运太过不及治则。《素问·六元正纪大论》指出了岁运气化太过的治则,即"折其郁气,资其化源","食岁谷以安其气,食间谷以去其邪";岁运气化不及的治则,即"益其岁气,无使邪胜","食岁谷以全其真,食间谷以保其精"。指出气化太过与不及,在治疗上必须掌握两个原则,一是气化太过之年要抑制太过的胜气,根据具体情况采用散之、清之、燥之、温之、润之等治法泻其太过之胜气,观气寒温以调其过,注意祛邪无伤其正;二是气化不及之年,要益其岁气,滋其化源,抑制偏胜的邪气,即滋其被郁之脏之母,如木失所养资其水、金失所养培其土等。

运气郁发治则。运气郁发是运气变化中常见的现象,是运气气化中的自稳调控机制。郁气,指被胜气制约的气,郁气到一定的程度则会变成复气,即先郁后发。郁气出现时,应于人体则有相应的病证反应,轻则只出现与郁气相应脏腑病证,重则与郁气和胜气相应脏腑病证俱见,导致五郁病证。在《素问·六元正纪大论》中提出了五郁的治则,即"木郁达之,火郁发之,土郁夺之,金郁泄之,水郁折之"。

木郁达之,指清泻抑木之金气,振奋肝木升发之气,使郁气得发,用于"岁金太过,燥气流行,肝木受邪"之证;火郁发之,指应培土治水,温振心阳,使热郁得解,寒气外散,用于"岁水太过,寒气流行,邪害心火"之证;土郁夺之,指抑制肝气,培扶脾气,用于"岁木太过,风气流行,脾土受邪"之证;金郁泄之,指承制心火,扶助肺气之宣降,用于"岁火太过,炎暑流行,肺金受邪"之证;水郁折之,指抑制土气,振奋肾气,用于"岁土太过,雨湿流行,肾水受邪"之肾水泛滥之证。

2. 六气胜复治则

《素问·至真要大论》的"微者随之,甚者制之。气之复也,和者平之,暴者夺之。皆随胜气,安其屈伏,无问其数,以平为期,此其道也",即是六气胜复治则。在自然界六气胜复变化过程中,胜气较微弱,可以随其自然,不予处理,胜气偏盛较甚,必须予以制伏,如治热以寒、治寒以热等。复气较和平不甚,也可不予处理,复气甚则必须有针对性的治疗,制约复气,要以胜气为主;还要注意屈伏来发的复气;疾病的轻重缓急并无定数,要以人体脏腑功能活动恢复正常为标准。《素问·至真要大论》又指出了客气偏胜当视胜气之多少,五味调治,总的原则是"高者抑之,下者举之,有余折之,不足补之,佐以所利,和以所宜,必安

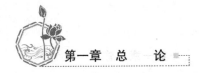

其主客,适其寒温,同者逆之,异者从之""治寒以热,治热以寒,气相得者逆之,不相得者从之"。即根据胜气轻重不同症状及病位所在脏腑,辨证应用正治法或反治法。

3. 标本中气治则

自然界气化运行过程中,标本中气相互影响会有非常之变,人体生命生存于气交之中,易感受邪气发生疾病。其病或生于本,或生于标,或生于中气,情况不同,其治亦异,故要从实际出发,有时重在标,有时重在本,有时标本并重。《素问·至真要大论》指出:"有生于本者,有生于标者,有生于中气者。"病有生于本、标、中气之不同,一般的规律是少阳少阴从本;少阴太阳从本从标;阳明厥阴不从标本从乎中气,主要看病机所在。又指出:"有取本而得者,有取标而得者,有取中气而得者,有取标本而得者。"即病生于本应治其本,病生于标应治其标,病生于中气者应治其中气,病生于标本应标本同治。可见病发复杂,治疗应灵活。

4. 寒热季节治则

五运六气理论指出,在寒冷的季节要禁用或慎用寒凉药物;在炎热季节,要禁用或慎用温热药物。反复强调指出"用寒远寒,用凉远凉,用温远温,用热远热,食宜同法""热无犯热,寒无犯寒……时必顺之"(《素问·六元正纪大论》),治疗疾病时要考虑到季节与用药的关系,如果违反了这个原则,则使原有的病情加重,即"寒热内贼,其病益甚"(《素问·六元正纪大论》);还指出如果疾病需要有目的地使用寒凉药或温热药时,也可慎重用药,即"发表不远热,攻里不远寒",是指只要具备表寒证,任何时节都可以用辛温解表药,只要具备里热证,任何时节都可用清里攻下的寒凉药。

5. 地域环境治则

《素问·五常政大论》指出:"地有高下,气有温凉,高者气寒,下者气热。"由于方位东西南北不同,地势高低寒凉有别,故气候、物候、病候变化亦各有特点和差异。因此,治疗也要因地制宜。如西北地区气候寒凉,人体肌表易被寒邪束闭,阳气不得发散,郁结在里,故易形成表寒里热的病变,所以在治疗上,宜采取辛温发散解表、苦寒清热清里的方法,即"西北之气,散而寒之"(《素问·五常政大论》)。东南地区气候温热,人体阳气偏盛,肌表发泄太甚,汗出过多,加之贪凉饮冷,易形成表虚里寒的病理表现,所以在治疗上宜采取收敛固涩、固表止汗、温中祛寒的治疗方法,即"东南之气,收而温之"(《素问·五常政大论》)。

居住在东西南北不同地域方位的人,由于受不同自然环境气候物候的影响,因此,形成了各地区人的特有体质,以及各地区常见病和多发病,即或是同一病也是"一病而治各不同",宜因地因人制宜。《素问·异法方宜论》指出:东方之域,人们易患痈疡之类的疾患,当以砭石刺之;西方之域,易患内伤一类的疾病,治宜用药物调理;北方之域,易脏寒而生胀满,治宜用灸法去寒;南方之域,人们易患湿热浸淫所致的筋脉拘急、麻木不仁等病证,治宜用微针调整经络气血;中央之域,人们易患痿弱、厥逆寒热等病,治宜采取导引按跷之法。

6. 正治反治原则

《素问·至真要大论》提出的正治反治原则,为中医治疗学奠定了基础。正治,即正治法。"逆者正治",适用于病变早期,或比较轻微的病情,由于外在的症状能够反映疾病的本质,因此,要逆其症状而治疗,包括寒者热之、热者寒之、坚者削之、客者除之等。反治,即反治法。"从者反治",适用于疾病比较严

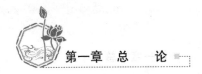

重,或病情比较复杂,外在的症状不能反映疾病的本质,而是出现假象,因此,要顺从某些症状治疗,例如寒因寒用、热因热用、塞因塞用、通因通用之法。

7. 组方原则

《黄帝内经》基于五运六气理论,提出了君、臣、佐、使的组方原则,以及大、小、缓、急、奇、偶、重的方剂分类方法,对中医方剂学的产生及发展产生深远影响,为后世组方用药制定了规范。

君臣佐使的组方原则。《素问·至真要大论》首次提出了"君、臣、佐、使"的组方原则,指出每一首方剂中,药物的作用应该有主有次,并用"君、臣、佐、使"来代表每一味药物在方剂中的地位与作用。《素问·至真要大论》云:"方制君臣,何谓也? 岐伯曰:主病之谓君,佐君之谓臣,应臣之谓使。"方剂中的"君",即君药,是针对主证、起主要治疗作用的药物;"臣",即臣药,是协同和加强君药功效的药物;"佐",即佐药,是起辅助或反佐作用的药物;"使",即使药,是引药达于病所或调和诸药的药物。正如张介宾《类经·论治类》指出:"主病者,对证之要药也,故谓之君。君者,味数少而分两重,赖之以为主也。佐君者谓之臣,味数稍多而分两稍轻,所以匡君之不逮也。应臣者谓之使,数可出入而分量更轻,所以备通行向导之使也。此则君臣佐使之义。"这一组方原则影响深远,一直为历代医家沿用至今。

七方分类原则。《素问·至真要大论》根据组成方剂的君、臣、佐、使各类药物的味数与用量,将方剂分为大、小、缓、急、奇、偶、重 7 个种类。大方和小方是根据药味的多少来区分的,《素问·至真要大论》云:"君一臣二,制之小也;君一臣三佐五,制之中也;君一臣三佐九,制之大也。"由此可见,凡臣、佐之药味数多的即为大方,味数少的即为小方。大方用于治疗较为复杂或严重之病，小方用于治疗比较单纯或轻浅之疾，正如张志聪《素问集注》所云"病之微者，制小其服；病之甚者，制大其服"。

奇方和偶方是以药味的单、双数来区分的。《素问·至真要大论》云："君一臣二，奇之制也；君二臣四，偶之制也；君二臣三，奇之制也；君二臣六，偶之制也。"即一味君药，二味臣药，总数是三，为奇数，则为奇方；二味君药，四味臣药，总数是六，为偶数，则称偶方。以此类推。奇方和偶方的作用亦有区别，一般而言，奇方的药味为单数，治疗作用单一而轻；偶方的药味为双数，治疗作用较多而大。故《素问·至真要大论》云："近者奇之，远者偶之，汗者不以奇，下者不以偶。"张介宾《类经·论治类》注云："近者为上为阳，故用奇方，用其轻而缓也。远者为下为阴，故用偶方，用其重而急也。汗者不以偶，阴沉不能达表也；下者不以奇，阳升不能降下也。"奇方和偶方的作用并不是绝对的，其功效之强弱，还与药量有关，故《素问·至真要大论》又云："近而奇偶，制小其服也；远而奇偶，制大其服也。大则数少，小则数多。多则九之，小则二之"。大，指用量大而味数少，则药力专一，故能治部位较"远"的病证；小，指用量小而味数多，则药力轻散，故可治病位较"近"的病证。正如张介宾《类经·论治类》所云："近而奇偶，制小其服，小则数多而尽于九，盖数多则分两轻，分两轻则药力薄而仅及近处也。远而奇偶，制大其服，大则数少而止于二，盖少则分两重，分两重则药力专而直达深远也。"

缓方与急方是以药物气味的厚薄和作用的峻缓来区分的。气味薄而药力缓的方剂，称为缓方。气味厚而药力峻烈的方剂，称为急方。《素问·至真要大论》云："补上治上，制以缓；补下治

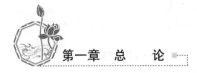

下,制以急。急则气味厚,缓则气味薄,适其至所,此之谓也。"病在上焦者,欲其药力作用于上,则宜用缓方;病在下焦者,欲其药力能直达下焦病所,则宜用急方。此外,如病情轻缓的,可用缓方;病势危急的,当用急方。

重方,即重组之方。《素问·至真要大论》云:"奇之不去则偶之,是谓重方。"张志聪《素问集注》云:"所谓重方者,谓奇偶之并用也。"即在病情复杂,单独使用奇方或偶方、大方或小方后疗效不明显的情况下,可综合使用各类方剂以治之,如此组成之方,叫做重方。

8. 四气五味用药原则

药食气味阴阳各不同。《素问·至真要大论》云:"气味有薄厚,性用有躁静,治保有多少,力化有浅深。"药食均有气味薄厚及阴阳属性,气味薄厚及阴阳属性不同,其作用亦异。如《素问·阴阳应象大论》云:"阳为气,阴为味……阴味出下窍,阳气出上窍。味厚者为阴,薄为阴之阳;气厚者为阳,薄为阳之阴。味厚则泄,薄则通;气薄则发泄,厚则发热……气味,辛甘发散为阳,酸苦涌泄为阴。"药食气味各归所喜之脏,即"五味入胃,各归所喜"。《素问·至真要大论》云:"夫五味入胃,各归所喜,故酸先入肝,苦先入心,甘先入脾,辛先入肺,咸先入肾。"

方药气味运用法度。药食气味虽然各有所喜之脏,但是在运用时,必须适可而止,若长期药物或饮食五味偏嗜,则致使脏气偏盛,引发相关疾病,甚至危害生命。《素问·至真要大论》云:"久而增气,物化之常也。气增而久,夭之由也。"《素问·五常政大论》根据药物毒性,即阴阳之偏程度的大小,提出用药的法度,云:"有毒无毒,服有约乎?岐伯曰:病有久新,方有大小,有毒无毒,固宜常制矣。大毒治病,十去其六;常毒治病,十去其七;小毒治病,十去其八,无毒治病,十去其九。谷肉果菜,食养尽之,无使过之,伤其正也。"《素问·六元正纪大论》举例说:"妇人重身,毒之何如? 岐伯曰:有故无殒,亦无殒也……大积大聚,其可犯也,衰其太半而止,过者死。"此虽然强调"有是证便用是药",说明即使孕妇有当攻泻之病,亦应泻之,既不会损伤胎儿,亦不会损害母体,但是,必须注意攻泻"大积大聚"之症,只可衰其大半而停药,若过剂则可造成胎儿死亡。

根据岁运、岁气决定方药气味。五运六气理论指出,宜根据岁运太过不及决定所用药食的四气五味,这是五运六气理论中治疗用药的特点之一。在《素问·六元正纪大论》中详述了一个甲子周六十年的岁运、司天在泉气化物化现象及疾病表现,以及各岁运药食气味之所宜。如原文云:"甲子、甲午岁,上少阴火,中太宫土运,下阳明金……其化上咸寒,中苦热,下酸热,所谓药食宜也。"即甲子、甲午之岁,是土运太过,少阴君火司天,阳明燥金在泉,根据这两年的气候特点来看,上半年气候可能偏热,故在疾病治疗及饮食调理上以咸味性寒的药物为宜,下半年气候可能偏凉偏燥,所以在治疗及饮食调理方面当以味酸性热的药物和食物为宜,酸甘化阴可润燥,热能胜凉。这两年岁运是土运太过,较往年相比,湿气较胜,尤其是其与岁运相应的长夏季节,表现可能更为明显,湿热交蒸,雨湿流行,故在治疗及饮食调理上当以苦味性热的药食为宜,用苦以泻热,用热以燥湿。

根据司天在泉决定方药气味。根据司天、在泉之气所主之时,制定相应的气味组方用药法则。如《素问·至真要大论》云:"诸气在泉,风淫于内,治以辛凉,佐以苦,以甘缓之,以辛散之。

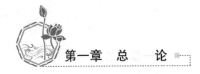

热淫于内,治以咸寒,佐以甘苦,以酸收之,以苦发之。湿淫于内,治以苦热,佐以酸淡,以苦燥之,以淡泄之。火淫于内,治以咸冷,佐以苦辛,以酸收之,以苦发之。燥淫于内,治以苦温,佐以甘辛,以苦下之。寒淫于内,治以甘热,佐以苦辛,以咸泻之,以辛润之,以苦坚之。"同样,"司天之气,风淫所胜,平以辛凉,佐以苦甘,以甘缓之,以酸写之。热淫所胜,平以咸寒,佐以苦甘,以酸收之。湿淫所胜,平以苦热,佐以酸辛,以苦燥之,以淡泄之。湿上甚而热,治以苦温,佐以甘辛,以汗为故而止。火淫所胜,平以酸冷,佐以苦甘,以酸收之,以苦发之,以酸复之,热淫同。燥淫所胜,平以苦湿,佐以酸辛,以苦下之。寒淫所胜,平以辛热,佐以甘苦,以咸泻之"(《素问·至真要大论》),即根据六气司天在泉及六气胜复,决定组方药物的四气五味。

根据岁运决定方药气味。《素问·六元正纪大论》阐述了太阳、阳明、少阳、太阴、少阴、厥阴六气司天之年气候、物候、病候及该岁运药食之所宜。如太阳寒水司天之岁,"岁宜苦以燥之温之";阳明燥金司天之岁,"岁宜以咸以苦以辛";少阳相火司天之岁,"岁宜咸辛宜酸";太阴湿土司天之岁,"岁宜以苦燥之温之";少阴君火司天之岁,"岁宜咸以耎之……甚则以苦泄之";厥阴风木司天之岁,"岁宜以辛调上,以咸调下"。《素问·至真要大论》亦云:"司天之气,风淫所胜,平以辛凉,佐以苦甘,以甘缓之,以酸泻之……寒淫所胜,平以辛热,佐以甘苦,以咸泻之。"

根据六气胜复决定方药气味。如《素问·至真要大论》云:"厥阴之胜,治以甘清,佐以苦辛,以酸泻之……太阳之胜,治以甘热,佐以辛酸,以咸泻之";"厥阴之复,治以酸寒,佐以甘辛,以酸泻之，以甘缓之……太阳之复，治以咸热，佐以甘辛，以苦坚之"。强调在治疗时不要拘泥于六气胜复治则，临床应用当视具体情况灵活变化。总之，"治诸胜复，寒者热之，热者寒之，温者清之，清者温之，散者收之，抑者散之，燥者润之，急者缓之，坚者耎之，脆者坚之，衰者补之，强者泻之，各安其气，必清必静，则病气衰去。归其所宗，此治之大体也。"

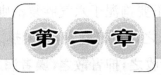

风气为病医案

一、概述

1. 运气主时

风气在五运中属于木运,六气中属主气初之气的厥阴风木之气。风气"在天为风,在地为木"。风气为春季的主持,五运中的初之运、六气中的初之气均在春季。

五运主时。初之运由大寒节当时交接,到春分之后二十一天截止,共计七十三日零五刻。《素问·五运行大论》云:"木主丁壬。"岁运中,自然界出现风木太过的表现年份为六壬年、六己年,其中六壬年风木太过,六己年为湿土不及,风木克土的兼化年份。客运中,丁壬年的初之运、丙辛年的二之运、乙庚年的三之运、甲己年的四之运、戊癸年的五之运都有风气盛行的表现。

六气主时。六气中,厥阴风木为主气中的初之气,交气时间为大寒日,即"自十二月中气大寒日,交木之初气"(《素问运气论奥》),到春分节气为止,共计六十日八十七刻半。《素问·五运行大论》云:"巳亥之上,厥阴主之。"巳亥年为厥阴风木司天,寅申年为厥阴风木在泉。客气中,丑未年的初之气、子午年的二之气、巳亥年的三之气、辰戌年的四之气、卯酉年的五之气、寅申年的终之气均为厥阴风木所主。

自然界中的风气正常的情况下,春季"天地俱生,万物以荣",阳气随着木气升发,冰雪解冻,万物复苏,百草萌生,推陈出新。风气太过则会变成风淫,导致疾病发生。风气为病,多发生在以厥阴风木客气司天、在泉或为间气的相应月份,也容易发生在木运太过或金运不及的年份。风气太过或不及均能导致自然界的气候异常,风邪也是六淫之首,容易夹杂其他邪气,导致机体发病。风邪从外及内则为"外风";人体自身因气血津液的异常,导致肝气失司,风从内生,则为"内风"。内风、外风导致机体失调的表现均可以归纳为"诸风掉眩,皆属于肝"(《素问·至真要大论》)。

2. 藏气法时

五运六气理论重视脏腑气机的升降浮沉,在考虑天气的同时也考虑到具体脏腑的气机变化。厥阴风木之气内系肝脏,肝脏主时为春,具有升发之性。《素问·藏气法时论》云:"肝主春,足厥阴少阳主治,其日甲乙。"《素问·六节藏象论》云:"肝者……阳中之少阳,通于春气。"肝气在冬春之交升发,如《素问·诊要经终论》云:"正月二月,天气始方,地气始发,人气在肝。"肝气的升降浮沉与自然界的春季升发一样,在人体中起到推陈发新的作用,这种作用也影响到五脏气机变化。肝气变化主要有以下四点:

助肺金肃降,统领一身之气。《素问·六元正纪大论》云:"春气始于下,秋气始于上……春气始于左,秋气始于右。"自然界的常气是春生秋杀,人法天地,肝气左升,肺气右降,肝主升发,肺主肃降。肝肺之气升降运行构成人体气机的主要枢纽。肝肺气化一体,主要作用有三:一是调节人体的呼吸运动,如《难

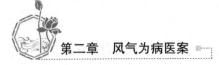

经》云："呼出心与肺,吸入肾与肝。"二是调节人体的卫气,肝气条达则人体的卫气运行正常,人能抵御外界邪气的侵犯,正如《素问·灵兰秘典论》云"肝者,将军之官",张景岳言"肝者将军之官,其气刚强,故能捍御而使之候外"。三是人体气机升降的起始点,正如春季是四季的起始点一样,肝气的升发使人体的气机开始运转,如吴崑言"肝为生生之始"。

厥阴木气,助生心火。自然界中,厥阴风木之气能生少阴君火之气,表现为春季的温暖向夏季过度,万物欣欣向荣。在人体则表现为肝气升发阳气,使心气振奋,使人的精神、睡眠、饮食保持健康状态。人体的君火欲开通明亮,则需要相火辅助,君火在心,相火在肝肾,君相相安,互相协调,故《素问·天元纪大论》云"君火以明,相火以位"。具体则表现为肝心之气血相互协调,正如《医学求是》所言"木为心火之母,汗为心之液也"。

乙癸同源,启发元气。自然界中,厥阴风木之气为太阳寒水之气所化生,冬季阳气潜藏,潜伏的阳气为春季阳气的根本。人体则肝肾同居下焦,肾中的元气如同冬季潜伏的阳气,是人体一身的根本;肾中的元气需要肝气升发,才能输布全身,使人体脏腑充满活力,正如《医学衷中参西录》所云"人之元气根基于肾,而萌芽于肝"。

木达疏土,助脾运化。《素问·宝命全形论》云："土得木而达。"肝脏的正常疏泄能使脾胃运化正常。脾气主升清降浊,运化、腐熟水谷是需要肝气相助的,所以《素问·经脉别论》云"食气入胃,散精于肝"。正如陈修园所言:"乙木生于癸水而植于己土,甲木生于壬水而培于戊土,中气旺则戊土右降而甲木不逆,己土左生而乙木不陷。"

3. 致病机理

风气为病的病机在《素问·至真要大论》归纳为"诸风掉眩，皆属于肝""诸暴强直，皆属于风"。自然界中的风气可以使万物生长，风气善行数变，如"挠万物者，莫疾乎风"（《周易》），因此，风气太过或不及，会导致风淫的产生。

风淫伤人广泛，不分内外。叶天士在《临证指南医案》中提出："凡肝胆之邪，无不因风，肝为风脏，经云风者百病之长也，不但外风名风，即内风亦名风，故大人口眼歪斜，神昏厥冒，亦名中风，与小儿亦相类，何独小儿之病不得名风也。"外风伤及人体上部与体表，容易导致肺卫气分以及足太阳膀胱经受邪，如《素问·骨空论》所云"风从外入，令人振寒，汗出头痛，身重恶寒"。内风伤人则上扰清窍，因患者机体气血津液的不同而发生不同的变证。

厥阴风木根据标本中气理论，厥阴以风为本，以厥阴为标，以少阳为中气，厥阴从中气变化，即向少阳相火转化。临床上，风气为病多表现有头目眩晕，四肢麻木不仁，里急筋缩，深究其机理，均属于木气太过旺盛，导致金气不能肃降风气，同时木气能从火化，导致风火相煽，使疾病多出现热化。风气为病，病证多端，风伤及卫表则为发热、汗出、头项僵痛、恶风寒等；伤及筋肉则肌肉酸痛、关节疼痛无定处等；伤及脏腑经络或脏腑风动内发则眩晕、耳鸣、抽搐、面目周身发黄等症状。

风淫善变，传化迅猛，邪气内侵途径往往从皮毛开始，进而伤及肝经、胆经，沿及肝脏、脾脏。如《素问·五常政大论》云："发生之纪……其动掉眩巅疾……其变振拉摧拔……其经足厥阴少阳，其脏肝脾。"风邪上冲头面，出现头痛、头晕、面肿、面瘫、目赤流泪、咽痒咳嗽、风疹、隐疹等症；风邪伤及卫表，则出现汗

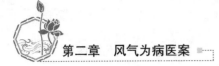

出、恶风等证候,如《素问·骨空论》所云"风从外入,令人振寒,汗出头痛,身重恶寒";风邪走窜肌表,则生疮疡、白斑、行痹等症,如《素问·风论》所云"风气藏于皮肤之间,内不得通,外不得泄。风者善行而数变,腠理开则洒然寒,闭则热而闷,其寒也则衰食饮,其热也则消肌肉,故使人㤜栗而不能食";风性主动,振掉不定,往往导致眩晕、抽搐、角弓反张等证候,这些均属于《素问·风论》所云"风者善行而数变"。所以治疗时应考虑风气所伤的脏腑病位,采用相应的治法。

4. 司岁备物与用药

主运、客运为木运时,或者主气、客气、司天在泉之气为厥阴风木时,可以在组方时加入厥阴风木之属的药物,这类药物可以平息风气的亢逆,舒畅气机。中医学对药物的采收时间有很高的标准与要求,在特定的节气采收特定的药物,药物即得"天地之专精"(《素问·至真要大论》)。

厥阴风木药物主气时,风气盛行,应储备具有风性的药物。如《神农本草经读》云:"如厥阴风木司岁,则收取羌活、防风、天麻、钩藤之风类。"历代医家对于风药均有归纳,并将其应用于临床,如张元素在《医学启源》中根据《黄帝内经》理论,将风药归为风升生,共计20味,即防风、羌活、升麻、柴胡、葛根、威灵仙、细辛、独活、白芷、鼠粘子、桔梗、藁本、川芎、蔓荆子、秦艽、天麻、麻黄、荆芥、薄荷、前胡。

厥阴风木主气,用药治法应"治以辛凉,佐以苦甘。以甘缓之,以辛散之"。如在《三因极一病证方论》中采用辛凉咸寒的敷和汤治疗风淫为病。

敷和汤 治巳亥之岁,厥阴司天,少阳在泉,气化运行后天……治法宜用辛凉平其上,咸寒调其下,畏火之气,无妄犯之。

半夏（辛温）　枣仁（甘酸）　五味子（甘酸）　炮姜（苦辛）
枳实（苦辛）　茯苓（甘淡）　诃子（苦温）　橘皮（辛甘）　炙甘草
（甘平）

并随节气加减，自大寒至春分，加牛蒡子；自春分至小满，加
麦冬、山药；自小满至大暑，加紫菀；自大暑至秋分，加泽泻、山
栀；自秋分至小雪、大寒，并依原方。

二、医案评析

1. 风伤于表

乙酉年十一月初四日，赵，二十六岁，六脉浮弦而数，弦则为
风，浮为在表，数则为热，证现喉痛。卯酉终气，本有温病之明
文。虽头痛身痛恶寒甚，不得误用辛温，宜辛凉芳香清上。盖上
焦主表，表即上焦也。

桔梗（五钱）　豆豉（三钱）　银花（三钱）　人中黄（二钱）
牛蒡子（四钱）　连翘（三钱）　荆芥穗（五钱）　郁金（二钱）　芦
根（三钱）　薄荷（五钱）

煮三饭碗，先服一碗，即饮白开水，热啜一碗，覆被令微汗
佳。得汗后，第二三碗不必饮热水。服一贴而表解，又服一贴而
身热尽退。

初七日，身热虽退，喉痛未止，与代赈普济散。日三四服，三
日后痊愈。（《吴鞠通医案》）

【评析】该患者发病时间为酉年的终之气。《素问·天元纪
大论》云："卯酉之岁，上见阳明。"乙酉年的岁运与司天之气五行
属性相同，即天符之年。这一年的年干是乙，乙庚化金；年支是
酉，卯酉阳明燥金司天。岁运是金，司天之气也是金，岁运与岁
气相同，因此乙酉年属于"天符"。《素问·六元正纪大论》云：

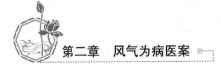

"终之气,阳气布,候反温,蛰虫来见,流水不冰,民乃康平,其病温。"乙酉年为阳明燥金司天之年,终之气主气为太阳寒水,客气为少阴君火,在这一段时间中应寒不寒,气候偏热,属于反常。该患者受到异常气候的影响,阳气不能潜藏,又被风邪所伤,所以发为风热温病。

《素问·至真要大论》言:"风淫于内,治以辛凉,佐以苦,以甘缓之,以辛散之。"即言治疗风气为病,多采用以辛味为主的具有疏风作用的药物,故以银翘散加减,风热淫于表,采用辛凉治疗,佐使药配合苦味以降气,甘味缓急。药用辛凉解表的金银花、连翘配伍,"清络中风火实热,解温疫秽恶浊邪"(《重庆堂随笔》)。薄荷辛凉、牛蒡子辛苦寒,二者疏风散热,清利咽喉头目。荆芥、豆豉虽然辛温,但与辛凉药物配合,可以增强辛凉药物的解表能力。针对风热邪气,"以甘缓之"则防止热邪伤津,配伍芦根、桔梗、人中黄清肺热,滋养阴液。针对本年运气异常导致阳气不能潜藏,风热阳邪郁于体内,以郁金散厥阴郁结。

2. 风淫于内

某妪　今年风木司天,春夏阳升之候,兼因平昔怒劳忧思,以致五志气火交并于上。肝胆内风鼓动盘旋,上盛则下虚,故足膝无力。肝木内风壮火,乘袭胃土,胃主肌肉,脉络应肢,绕出环口,故唇舌麻木,肢节如痿,固为中厥之萌。观河间内火召风之论,都以苦降辛泄,少佐微酸,最合经旨。折其上腾之威,使清空诸窍毋使浊痰壮火蒙蔽,乃暂药权衡也。至于颐养工夫,寒暄保摄,尤当加意于药饵之先。

上午服:

金石斛(三钱)　化橘红(五分)　白蒺藜(二钱)　真北秦皮

（一钱） 草决明（二钱） 冬桑叶（一钱） 嫩钩藤（一钱） 生白芍（一钱）

又 前议苦辛酸降一法，肝风胃阳已折其上引之威，是诸症亦觉小愈。虽曰治标，正合岁气节候而设。思夏至一阴来复，高年本病，预宜持护。自来中厥，最防于暴寒骤加，致身中阴阳两不接续耳。议得摄纳肝肾真气，补益下虚本病。

九制熟地（先用水煮半日，徐加醇酒、砂仁再煮一日，晒干，再蒸，如法九次。干者炒存性，八两） 肉苁蓉（用大而黑色者，去甲切片，盛竹篮内，放长流水中浸七日，晒干，以极淡为度，四两） 生虎膝骨（另捣碎，研，二两） 淮牛膝（盐水蒸，三两） 制首乌（四两，烘） 川萆薢（盐水炒，二两） 川石斛（八两，熬膏） 赤白茯苓（四两） 柏子霜（二两）

上药照方制末。另用小黑稽豆皮八两，煎浓汁法丸，每早百滚水服三钱。

议晚上用健中运痰，兼制亢阳。火动风生，从《外台》茯苓饮意。

人参（二两） 熟半夏（二两） 茯苓（四两，生） 广皮肉（二两） 川连（姜汁炒，一两） 枳实（麸炒，二两） 明天麻（二两，煨） 钩藤（三两） 白蒺藜（鸡子黄拌煮，洗净，炒去刺，三两） 地栗粉（二两）

上末用竹沥一杯，姜汁十匙法丸，食远开水服三钱。

又 近交秋令，燥气加临，先伤于上，是为肺燥之咳。然下焦久虚，厥阴绕咽，少阴循喉，往常口燥舌糜，是下虚阴火泛越。先治时病燥气化火，暂以清润上焦，其本病再议。

白扁豆（勿研，三钱） 玉竹（三钱） 白沙参（二钱） 麦冬（去心，三钱） 甜杏仁（去皮尖，勿研，二钱） 象贝母（去心，勿

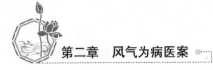

研,二钱)　冬桑叶(一钱)　卷心竹叶(一钱)

洗白糯米七合清汤煎。

又　暂服煎方:

北沙参(三钱)　生白扁豆(二钱)　麦冬(三钱)　干百合(一钱半)　白茯神(一钱半)　甜杏仁(去皮尖,一钱半)

又　痰火上实,清窍为蒙。于暮夜兼进清上方法。

麦冬(八两)　天冬(四两)　苡米(八两)　柿霜(四两)　长条白沙参(八两)　生白扁豆皮(八两)　甜梨汁(二斤)　甘蔗浆(二斤)

水熬膏,真柿霜收。每服五钱,开水送下。

又　夏热秋燥,阳津阴液更伤。口齿咽喉受病,都属阴火上乘,气热失降使然,进手太阴清燥甘凉方法甚安。其深秋初冬调理,大旨以清上实下,则风熄液润,不致中厥,至冬至一阳初复再议。

燕窝菜(洗净另熬膏,一斤)　甜梨(去皮核,绢袋绞汁,熬膏,二十个)　人参(另熬收,三两)　九制熟地(水煮,四两)　天冬(去心,蒸,二两)　麦冬(去心,四两)　黄芪皮(生用,四两)　炙黑甘草(二两)　五味(二两,蒸)　云茯神(三两,蒸)

又　左关尺脉独得动数,多语则舌音不清,麻木偏着右肢,心中热炽,难以鸣状。此阳明脉中空乏,而厥阴之阳挟内风以纠扰,真气不主藏聚,则下无力以行动,虚假之热上泛,为喉燥多咳。即下虚者上必实意。冬至后早服方,从丹溪虎潜法。

九制熟地(照前法制,八两)　肉苁蓉(照前制,四两)　天冬(去心,蒸烘,四两)　当归(炒焦,二两)　生白芍(三两)　川斛(熬膏,八两)　黄柏(盐水炒,二两)　淮牛膝(盐水蒸,三两)

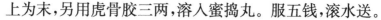

上为末，另用虎骨胶三两，溶入蜜捣丸。服五钱，滚水送。

又 太太诸恙向安，今春三月，阳气正升，肝木主乎气候。肝为风脏，风亦属阳，卦变为巽，两阳相合，其势方张。内风夹阳动旋，脂液暗耗，而麻痹不已。独甚于四肢者，风淫末疾之谓也。经云：风淫于内，治以甘寒。夫痰壅无形之火，火灼有形之痰，甘寒生津，痰火风兼治矣。

天冬（四两） 麦冬（八两） 长白沙参（八两） 明天麻（四两，煨） 白蒺藜（照前制，四两） 甜梨汁（一斤） 芦根汁（流水者可用，八两） 青蔗浆（一斤） 鲜竹沥（八两） 柿霜（四两）

先将二冬、沙参、天麻、白蒺藜加泉水煎汁滤过，配入四汁，同熬成膏，后加柿霜收。每日下午食远服五钱，百滚水调服。

又 下虚上实，君相火亢，水涸液亏，多有暴怒跌仆之虞。此方滋液救焚，使补力直行下焦，不助上热。议铁瓮申先生琼玉膏方。

鲜生地，水洗净，捣自然汁二斤，绵纸滤清，随和入生白沙蜜一斤。另置一铅罐或圆铅球，盛前药，封坚固。用铁锅满盛清水，中做井字木架，放罐在上，桑柴火煮三昼夜，频添水，不可住火。至三日后，连器浸冷水中，一日顷取出，入后项药。

人参（蒸，烘，研细末，六两） 白茯苓（蒸，研粉，十六两）真秋石（银罐内，候冷，研，一两）

三味拌入前膏，如干豆沙样，收贮小口瓷瓶内，扎好，勿令泄气。每早百滚水调服五六钱。

又 立冬后三日，诊得左脉小弦动数，右手和平略虚。问得春夏平安，交秋后有头晕，左目流泪，足痿无力，不能行走，舌生红刺，微咳有痰。此皆今年天气大热已久，热则真气泄越，虚则

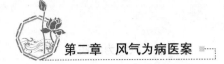

内风再旋。经言痿生大热,热耗津液。而舌刺、咳嗽、流泪者。风阳升于上也,上则下焦无气矣。故补肝肾以摄纳肾气为要,而清上安下,其在甘凉不伤脾胃者宜之。

制首乌(四两) 杞子(炒,一两半) 天冬(去心,二两) 茺蔚子(蒸,二两) 黄甘菊(一两半) 黑穞豆皮(二两) 茯苓(蒸,二两) 川石斛(熬膏,八两) 虎骨胶(二两,水溶)

上末,以川斛膏同溶化虎骨胶捣丸,早上滚水服三四钱。

又 久热风动,津液日损。舌刺、咳嗽。议以甘药养其胃阴,老年纳谷为宝。

生扁豆(四两) 麦冬(四两) 北沙参(三两) 天花粉(二两) 甘蔗浆(十二两) 柿霜(二两) 白花百合(四两)

熬膏,加饴糖两许。每服时滚水调服三四钱,晚上服。

又 液燥下亏,阳挟内风上引,阴不上承。舌络强则言謇,气不注脉则肢痿,乏力步趋,凡此皆肝肾脏阴本虚。镇补之中,微逗通阳为法。以脏液虚,不受纯温药耳。

水制熟地(四两) 阿胶(二两) 女贞实(二两) 穞豆皮(二两) 淡肉苁蓉(一两) 茯神(二两) 旱莲草(二两) 川石斛(三两)

用精羯羊肉胶为丸,早上滚水服四五钱。

又 暂服煎方:

生地 沙参 茺蔚子 黑穞豆皮 川斛 牛膝

又 晚服丸方:

九蒸桑叶(八两) 三角胡麻(四两) 九制首乌(三两) 白茯神(三两) 人参(二两) 炙甘草(一两) 酸枣仁(二两,炒) 苡仁(二两)

上为末,桂圆肉三两煎汤法丸。每服三钱,百滚水下。

又　今年天符岁会，上半年阳气大泄，见病都属肝胃，以厥阴为风脏，而阳明为盛阳耳。阴阳不肯相依，势必暴来厥中，过大暑可免，以暑湿大热，更多开泄，致元气不为相接耳。然此本虚标实，气火升腾所致。经旨以苦寒咸润酸泄，少佐微辛为治。议进补阳明泄厥阴法。

人参（一钱）　生牡蛎（五钱）　生白芍（二钱）　乌梅肉（四分）　川黄连（盐水炒，六分）　熟半夏（醋炒，清水漂洗，一钱）

上午服。

丸方：

人参（二两）　茯苓（三两，生）　盐水炒黄连（五钱）　半夏（醋炒，水洗净，一两半）　盐水炒广皮（二两）　枳实（麸炒，一两半）　白蒺藜（鸡子黄制，一两半）　生白芍（一两半）　乌梅肉（蒸，一两）

为末，竹沥法丸。早上服三钱，百滚汤下。

又　夏月进酸苦泄热，和胃通隧，为阳明厥阴治甚安。入秋凉爽，天人渐有收肃下降之理。缘有年下亏，木少水涵，相火内风旋转，熏灼胃脘，逆冲为呕，舌络被熏则绛赤如火。消渴便阻，犹剩事耳。凡此仍属中厥根萌，当加慎静养为宜。

生鸡子黄（一枚）　阿胶（一钱半）　生白芍（三钱）　生地（三钱）　天冬（去心，一钱）　川连（一分，生）

上午服。

又　心火亢上，皆为营液内耗。先以补心汤，理心之用。

人参（同煎，一钱）　川连（水炒，六分）　犀角（二钱，镑）元参（二钱）　鲜生地（五钱）　丹参（一钱）　卷心竹叶（二钱）

又　苦味和阳，脉左颇和。但心悸少寐，已见营气衰微。仿金匮酸枣仁汤方，仍兼和阳，益心气以通肝络。

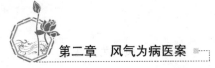

酸枣仁（炒黑，勿研，五钱）　茯神（三钱）　知母（一钱）　川芎（一分）　人参（六分，同煎）　天冬（去心，一钱）　（《临证指南医案》）

【评析】本案为叶天士运用五运六气理法方药较完整的典型案例，案中第一诊，认为"今年风木司天"先立其年，以明其气，认为风火并交于上的病证与当年司天之气密切相关。其治法也说"苦降辛泄，少佐微酸，最合经旨"。《素问·至真要大论》云："司天之气，风淫所胜，平以辛凉，佐以苦甘，以甘缓之，以酸泻之。"观其药方，多用凉药，加以息风之味，再佐以酸甘之白芍，是正切《黄帝内经》旨意。叶天士之妙用还在于"上午服"，一日之阴阳，上午是阳中之阳，风火之气在阴阳属性上都是阳邪，人体之正气亦合于阳，是大则合于岁气，微而合于一天气。所以"诸证亦觉小愈"，是"正合岁气节候而设"之功。

二诊，又考虑天地之阴阳转换，"夏至一阴来复"，冬至、夏至天地之阴阳气交转换，天人相应，人体之阴阳之气也随之转换。叶天士认为中风之证最忌阴阳之气的变化，尤其是年事已高之人，所以在消除"肝风胃阳"之后，合天时"夏至一阴来复"之时来调和阴阳。方中熟地的制法"徐加醇酒、砂仁"值得注意，增熟地之阳性而去其湿气之用，肉苁蓉以补阳，虎骨、牛膝、首乌以养肝肾等。可见，叶天士是守人身之本病，参天时之变化。一日用两方，是叶天士的又一特点。早晨是阳气渐盛，又用"百滚水"饮调阴阳之剂；晚上阴气渐盛，用茯苓饮消水湿之阴。可见叶天士运用运气之理不仅在岁气，一日之阴阳也在其中，是时时事事注重中医阴阳之理。

三诊，先明时令，燥气加临。先治其标，"其本病再议"，治其标是指去时邪。所谓标本缓急，急则治其标，缓则治其本，但标之外邪不去,其本难复,尤其是年迈之人,易受时气外侵。三诊外邪去除,四诊、五诊兼顾内外。

七诊,借天时以治病,六诊中提到"至冬至一阳初复再议",是叶天士欲借天时之阳气来复人体之阳气。

十诊,在立冬后三日,问诊得知病起于立秋后。叶天士在阐释病机时提到"今年天气大热已久,热则真气泄越,虚则内风再旋",是其重视时气之遗复,时气之影响大都当时发病,但也有不发病遗而后发者,这个时候的发病与本时之气相互交融,损伤人体。可见叶天士是谙熟运气之虚实,明察气运之盛衰,时时谨守天时之气的影响。

十五诊,叶天士依据气运以测病之预后。"今年天符岁会",《素问·六微旨大论》云:"天符为执法,岁位为行令……中执法者,其病速而危;中行令者,其病徐而持。"这时如果得病多为难治之证,但是随气运而变,如果"过大暑可免"。大暑节气为湿热之气最盛节气,其性开越、发泄阳气与津液。过大暑则为秋令,即有肃降之气,所以叶天士是借运气节气之变化,得天之时令,而知病之预后。

纵观本则案例,足知叶天士运气医理运用之娴熟,处处谨守时气之变化对人体的影响,在本病的基础上,参以天时,是叶天士知运气、用运气的实例。

3. 小儿木盛动风

夏,盐城,十三岁。脉不洪弦,内风暗动,头掉左侧,喉中有声。今岁厥阴风木司天,其发更甚,急宜养阴熄风。趁此木火大旺之时,或可因其势而折之。

原生地(五钱)　陈阿胶(一钱五分,蛤粉炒)　石决明(一两,盐煮)　羚羊角(三钱)　茯神(三钱,朱拌)　川石斛(五钱)

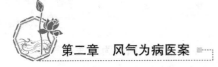

炙龟板（三钱）　炒牛膝（一钱五分）　生牡蛎（七钱）　飞金（十张）

又　养阴熄风，未见有效。左眉梢青筋入鬓，肝热生风无疑。但病久络虚，功效甚缓，先用养荣活络法。

鲜生地（一两）　当归（一钱五分）　白芍（一钱五分）　忍冬藤（三钱）　羚羊角（四钱）　茯神（五钱，朱拌）　煨天麻（四分）石决明（一两，盐煮）　山慈菇（一钱）　天竺黄（一钱）　陈胆星（三分）　竹沥（半酒杯）　姜汁（二匙）

又　细参病情，左耳复有酸痛，此系厥阴、少阳、阳明交会之所，络虚风积，故头牵左侧有声，药投无变无增，入夜则静，晨起则动，再用抑阳入阴法。

石决明（一两）　煅磁石（二钱）　生铁落（二钱）　抱木茯神（五钱）　粉丹皮（一钱五分）　泽泻（一钱五分）　原生地（五钱）当归须（一钱五分）　桑枝（三钱）

煎好，和入大活络丹半丸。

又　照前方加铁落（二钱）　磁石（一钱）　生地（三钱）　竹沥（半酒杯）　姜汁（一匙）　龟板（三钱）　橘络（三钱）

加减摩风膏：蓖麻子（十四粒，去皮，生捣）　络石藤（三两）忍冬藤（三两）　蝎尾（五钱）　白芥子（五钱）　虎项骨（一两）草乌（一两）　川乌（一两）　归尾（一两五钱）　桑枝（三两）　桂枝尖（五钱）

上药共熬浓膏，滴水成珠为度，再将蓖麻子连油和入，加麝香一二分，磁瓶收贮。早中晚取一小匙，两手心摩极热，摩其患处。

又　夏至阴生，肝阳渐敛，故外疮内风，俱有转机，趁此重用育阴潜阳、柔以熄风一法，务要除绝根株，不致为终身之累方妙，脉亦渐和。

原生地（六钱）　陈阿胶（一钱五分，蛤粉炒）　炙龟板（四钱）　石决明（一两，盐煮）　粉丹皮（二钱）　泽泻（二钱）　赤苓（三钱）　草龙胆（五分）　生粉草（五分）　煅磁石（三钱）　生铁落（三钱）

煎好，和入大活络丹半丸。

又　诸症渐减，耸息抬肩，间有声唤，究属肝木动肺，所谓撞之则鸣也。再用平肝熄风以安肺金。

白蒺藜（三钱）　川石斛（五钱）　小青皮（五分，醋炒）　阿胶（一钱五分，蛤粉炒）　明天麻（五分，面煨）　池菊炭（一钱五分）　钩藤钩（三钱）　石决明（一两，盐煮）　青花龙骨（三钱）独活（七分，酒炒）　谷精草（一两）

桑麻丸，每空心开水送五钱，常服。（《吴门治验录》）

【评析】该患者素体虚弱，内风被厥阴风木司天之气引动，发为急惊风。《素问·六元正纪大论》云："厥阴司天之政……热病行于下，风病行于上，风燥胜复形于中。"小儿多脏腑娇嫩，形气未充，五脏六腑形气不足，卫气娇弱，易受天之六气突然变化的影响，又为纯阳之体，感受邪气，易热化、火化。如《宣明论方》云："大概小儿病者，纯阳多热，冷少。"本案在治疗时，针对风火相煽之病机，采用清热、息风、镇惊之法以治疗。初诊，以生地、石斛育阴清热，阿胶、龟板滋阴养血，石决明、羚羊角、牡蛎、金箔镇惊安神，牛膝补益肝肾，引诸药下行。初诊未效，二诊则灵活变化，细参病情，发现患者左眉处青筋暴露，左耳酸痛，肝经"上入颃颡，连目系"，这是肝热生风的表现。久病伤络，药力需要从经络达于周身，患儿络气不通，所以初诊的药物未见起效，以养荣活络的方法治疗。三诊、四诊时，虽然二诊药物"药投无变无

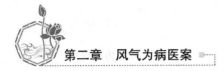

增",患儿入夜则静,晨起则动,说明阳气仍然亢盛于外,不能入于阴分,采用潜阳入阴的方法,同时配伍息风活络,使络脉通畅,药力能直达病所,三诊用石决明、磁石、生铁落重镇安神,生地、当归须养血育阴,茯神、丹皮、泽泻入于阴分,养阴清热,兼以活血,桑枝专入肝经,祛风活络。四诊加重镇安神药物,同时配合加减摩风膏外用,直敷患处。五诊时,节气为夏至,根据天时"夏至一阴生"的特点,人体阴气逐渐上升,肝阳也随天气有收敛之象,所以采用养阴、潜阳、息风的方法治疗。末诊,肝火伤及肺金,则应随证用药,以求全效。该案为顾金寿医案,此案治法灵活,根据六气气化和患儿的体质变化,随证灵活应变,采用不同的治法对疾病进行治疗,颇有良效。

4. 风邪中脏

杨　中后不复,交至节四日,寒战汗泄,遂神昏不醒。是阴阳失于交恋,真气欲绝。有暴脱之虑。拟进回阳摄阴法。

人参　干姜　淡附子　五味　猪胆汁

又　人参(三钱)　附子(三钱)

又　人参　附子　五味　龙骨　牡蛎　(《临证指南医案》)

【评析】"人与天地相参也。"天地节气交接,自然阴阳之气转换,人体之气也随之发生变化,尤其冬至、夏至两个节气是天地阴阳之气到达极至而转换的关键点。以运气而论,夏至与冬至分别是在三之气司天之气与终之气在泉之气的时位当中,司天之气与在泉之气均可影响全年气候。如果阴阳交接失常,在自然则会导致天地痞塞,在人体就会导致阴阳失调。"交至节四日",当为冬至节气,冬至在六气之中为太阳寒水,一阳生而阴尚在盛时,阳不胜其阴,当以保护阳气为主。上三方不离附子之药,又加人参固本元之气,是回阳救逆、交通阴阳之意。

5. 风痱痹

丁　大寒节,真气少藏,阳挟内风旋动,以致痹中。舌边赤,中有苔滞。忌投攻风劫痰。益肾凉肝,治本为法。

生地　元参　麦冬　川斛　远志　石菖蒲　蔗浆 (《临证指南医案》)

【评析】"初大二春十三日,三运芒种十日晡。"大寒节气为初之运与初之气的起始节气,初之运为木运,风气主时;初之气为厥阴风木。二者都是阳气生发之气运,而与风气相合,故为阳挟内风旋动,病位多在肝。以本病病情而论,真气少藏,是肾损在先,后随时气而病生,故治本之法,在肝肾,息风阳,治病求本而不忘参以时气。

6. 风寒袭络

元罗谦甫治太尉忠武史公,年近七十,于至元戊辰十月初侍国师于圣安寺。丈室中,煤炭火一炉在左侧边,遂觉面热,左颊微有汗。师及左右诸人皆出,因左颊舒缓,被风寒客之,右颊急,口喎于右。脉得浮紧,按之洪缓。罗举医学提举忽君吉甫,专科针灸,先于左颊上灸地仓穴一七壮,次灸颊车穴二七壮,后于右颊上热手熨之,议以升麻汤加防风、秦艽、白芷、桂枝发散风寒,数服而愈。或曰:世医多治以续命等汤,今用升麻汤加四味,其理安在? 曰:足阳明经起于鼻,交颎中,循鼻外入上齿中,手阳明经亦贯于下齿中,况两颊皆属阳明,升麻汤乃阳明经药,香白芷又行手阳明之经,秦艽治口噤,防风散风邪,桂枝实表而固荣卫,使邪不能伤,此其理也。夫病有标本经络之别,药有气味厚薄之殊。察病之源,用药之宜,其效如桴鼓之应。不明经络所过,不知药性所主,徒执一方,不惟无益而反害之者多矣。学者宜深思之。(《名医类案》)

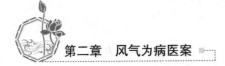

【评析】该患者为风寒邪气侵袭经络所致。患者在室内烤火之后,玄府开通,导致络脉空虚。戊辰年,太阳寒水司天,岁火太过,虽然本年为平气之岁,但是冬季寒风凛冽,化为风寒邪气。患者外出时,头面受寒风侵袭,导致一侧肌肉运动障碍,发生口眼㖞斜。本病在古籍中多记载为"口僻""面瘫""歪嘴风"等,属于中风中经络范畴,治疗应根据邪气性质及位置以温经散寒,祛邪外出,针对邪客手足阳明经,采用灸法;风寒邪气伤经络,处以升麻汤加减,该证较为常见,病因病机为单纯的风寒袭络,易被误诊为痰湿闭阻证。

7. 厥阴主令,肝风内动

章氏,七十二岁,癸亥正月二十八日。

老年下虚上盛,又当厥阴司天之年,厥阴主令之候,以故少阳风动,头偏右痛,目系引急,最有坏眼之虑,刻下且与清上。

羚羊角(三钱)　刺蒺藜(二钱)　连翘(一钱)　桑叶(二钱)　茶菊花(二钱)　生甘草(八分)　桔梗(钱半)　苏薄荷(八分)煮二杯,分二次服。

日二帖,服二日。

三十日:少阳头痛已止,现在胸痞胁胀,肝胃不和,肢痛腰痛。议两和肝胃之中,兼与宣行经络。

桂枝尖(二钱)　子青皮(一钱)　制半夏(五钱)　广郁金(二钱)　广皮(钱半)　制香附(二钱)　杏仁泥(三钱)　生姜汁(三匙)　煮三杯,分三次服。

服二帖。

二月初二日:因食冷物昼寐,中焦停滞,腹不和,泄泻,与开太阳阖阳明法。

桂枝(五钱)　茯苓块(五钱)　炮姜(钱半)　苍术(三钱)

半夏(三钱) 木香(钱半) 猪苓(三钱) 广陈皮(一钱) 泽泻(三钱) 藿香梗(三钱) 煨肉果(钱半)

头煎两茶杯,二煎一茶杯,分三次服。

初四日:诸症向安,惟余晨泄,左手脉紧,宜补肾阳。

煨肉果(三钱) 五味子(一钱) 莲子(五钱,连皮去心) 补骨脂(三钱) 生於术(三钱) 芡实(三钱) 菟丝子(二钱) 茯苓块(五钱)

水五碗,煮成两碗,分二次服。渣再煮一碗,明早服。

初七日:即于前方内去菟丝子,加牡蛎粉三钱。

初十日:太阳微风,以桂枝法小和之。

桂枝(二钱) 广陈皮(二钱) 白芍(二钱,炒) 茯苓块(三钱) 炙甘草(八分) 半夏(三钱) 生姜(二片) 大枣(一枚,去核)

水三杯,煮取二杯,分二次服。

十一日:右目涩小,酉刻后眼前如有黑雾。议松肝络、熄肝风、益肝阴法。

桔梗(钱半) 青葙子(二钱) 沙参(三钱) 生甘草(八分) 茶菊花(钱半) 沙蒺藜(二钱) 何首乌(三钱) 煮二杯,分两次服。

三帖后,了然如故。(《吴鞠通医案》)

【评析】癸丑年为太阴湿土司天。案中之"厥阴司天之年,厥阴主令之候",指初之气厥阴风木客气加临厥阴风木主气,初之气风木偏盛,容易导致"民病血溢,筋络拘强,关节不利,身重筋痿"(《素问·六元正纪大论》)。该患者即受到厥阴风木之气影响,肝风化火,上扰头目,导致头痛、目痛、胸闷。初诊,用药以清热潜阳,平肝息风之法。羚羊角清肝泻热,凉肝息风;桑叶、菊

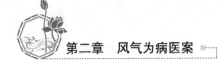

花、薄荷辛凉疏散,清热祛风;生甘草、桔梗清热解毒,与前药配伍,宣通肝肺气机。针对目痛,刺蒺藜苦辛,散风明目,为目科用药。二诊之后则为肝胃不和,经络不通的变证与治疗过程。肝阳随厥阴风木之气上逆,急性期多见标实证,如初诊。平肝潜阳之后,肝气容易横逆脾胃,从而导致肝气不和,多属本虚标实证,所以应根据患者表现,采取平肝潜阳、息风,清热化痰、化痰通络、化痰和腑、醒神开窍等法。

8. 肝风泄泻

罗山人治王厚宇一婢,年三十余,长夏患泄泻,身凉,四肢厥冷,昼夜数次,皆完谷不化,清水如注,饮食下咽,即泄出不变,已经六七日。一医用药不效,谓肠直,症在不治。请罗视之,六脉沉伏,无力而涩,乃脾虚受湿,为肝木所乘,乃五泄之一,非怪症也,法当健脾,疏风燥湿,升提其下陷之气。以五苓散加苍术、羌活、防风、炮姜、半夏、厚朴、芍药,(加药妙)。一服,十去七八,再以二陈加二术、砂仁、白芍、厚朴、曲蘖,调理数剂而安。(《名医类案》)

【评析】该案为肝木风气内动,克伐脾土所致的泄泻。该证为本虚标实,病位在肝脾。长夏为湿气主令,患者平素脾虚,又被湿气所伤,导致肝气化风,发生泄泻。此类泄泻临床多见为情志致病,本案为感受寒湿之气导致,因此,治疗方法也随之变化,采用健脾益气、疏风燥湿的方法治疗。方以五苓散温脾阳,散湿气,佐以祛风燥湿的苍术、羌活、防风,炮姜温阳散寒,半夏、厚朴引气下行,助五苓散利下湿邪,芍药调和肝脾,使肝气复原而不伤及脾土,肝气即可因为情志郁结化为内风邪气导致发病,也可因气候异常或感受六淫邪气化为内之风邪。

9. 风气兼湿热为病

汪石山治一妇,每临经时腰腹胀痛,玉户淫淫虫出,如鼠粘子状,绿色者,数十枚。后经水随至,其夫问故。汪曰:厥阴风木生虫,妇人血海属于厥阴,此必风木自甚,兼脾胃湿热而然也。正如春夏之交,木盛湿热之时,而生诸虫是也。宜清厥阴湿热,即令以酒煮黄连为君,白术、香附为臣,研末粥丸空腹吞之,月余经至无虫且妊矣。(《古今医案按》)

【评析】厥阴风木之气与肝气相通应,汪石山以春夏之交,湿热生虫比喻人体肝风内动,肝脾不调,湿热内生。肝经循行过膝内侧之后,"循股阴,入毛中,环阴器,抵小腹,挟胃,属肝,络胆"(《灵枢·经脉》),所以肝胆因"风木自甚"产生的湿热也随之下行,造成患者白带异常,所以采用酒煮黄连为君药,清热燥湿,白术、香附燥湿行气,邪去自安。

10. 木气郁发

张意田乙酉岁治一人忽患泄泻数次,僵仆不醒,神昏,目瞪肉瞤,口噤状若中风,脉之沉弦而缓,手足不冷,身强无汗,鼻色青,两颊红,此肝郁之复也。用童便、慈葱热服稍醒。以羌活、防风、柴胡、钩藤、香附、栀子之属,次用天麻白术汤加归、芍、丹、栀而愈。

或问:"肝郁之复,其故云何?"曰:"运气不和,体虚人得之,本年阳明燥金司天,金运,临酉为不及,草木晚荣。因去冬晴阳无雪,冬不潜藏,初春乘其未藏而草木反得早荣矣。燥金主肃杀,木虽达而金胜之。故近日梅未标而吐华,密霭凄风交乱其侧,木气郁极则必思复。经所谓"偃木飞沙,筋骨掉眩"。风热之气陡然上逆,是为清厥。今其脉沉弦而缓,乃风木之象,因审量天时,用童便慈葱使之速降浊阴,透转清阳,则神气自清,用羌、

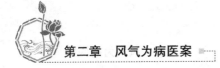

防等以舒风木,香附、栀子解汗而清郁火,再用天麻白术汤加归、芍、丹、栀培土清火,畅肝木以成春。虽不能斡旋造化,亦庶几不背天时也已。(《续名医类案》)

【评析】运气郁发是指五运中的某一运,被胜气所制约而成为"郁气",与"郁气"同属性的脏腑气机则也会被制约。"郁气"郁久,则变成"复气"。如本案,阳明燥金司天,因此肺金之气过于亢盛,使肝气被肺金之气制约,肝气被制约日久,则化为风热邪气,导致患者肝阳上亢,反伤肺金,邪热上逆,导致患者厥逆,神志昏迷。一般情况下,风阳上亢表现为昏厥,神志不清,舌强舌蹇,眩晕头痛,或有面红目赤,口苦咽干,尿赤便干,脉弦有力的体征,而该患者昏厥后,脉沉弦而缓,手足不冷,鼻色发青,面色发红,说明肝风内动与热邪上承相比较,风邪占据优势,因此采用疏风通络、平肝息风的方法治疗,以天麻白术汤为主,佐以桂枝、芍药、丹皮、栀子清热开郁,使肝气舒畅,脾土安宁。

11. 风气伤心

张子和治一将军病心痛不可忍。张曰:"此非心痛也,乃胃脘当心痛也。《内经》曰:'肝木太过,风气流行,民病胃脘当心而痛。'"乃与神祐丸一百余粒,病不减。或问曰:"此胃脘有寒也,宜温补。"将军数知张明了,复求药,乃复与神祐丸二百余粒,作一服大下六七行,立愈矣。(《续名医类案》)

【评析】《素问·气交变大论》云:"岁木太过,风气流行,脾土受邪。"木气太过之岁,风气偏盛,人体肝气偏盛,肝气属木,"五脏相通,移皆有次,五脏有病,则各传其所胜"(《素问·玉机真脏论》),本案肝气偏盛,克伐脾土,导致胃脘痛。本案采用的神祐丸,见《儒门事亲》卷十二,为攻下寒湿峻剂。此类方剂攻下力强,使用时应详细辨证,审慎合度,才能取得良好疗效。

神祐丸

甘遂（依前制用） 大戟（醋浸煮，焙干用） 芫花（醋浸煮，各半两） 黑牵牛（一两） 大黄（一两）

上为细末，滴水丸小豆大。每服五七十丸，临卧温水下。

12. 久风飨泄

赵明之米谷不消，腹作雷鸣，自五月至六月不愈，诸医以为脾受大寒，故泄，与圣散子、豆蔻丸，虽止一二日，药力尽而复作，诸医不知药之非，反责病之不忌口。张至而笑曰：春伤于风，夏必飨泄。飨泄者，米谷不化，而直过下出也。又曰：米谷不化，热气在下，久风入中。中者，脾胃也。风属甲乙，脾胃属戊己，甲乙能克戊己，肠中有风，故鸣。经曰：岁木太过，风气流行，脾土受邪，民病飨泄。诊其两手脉皆浮数，为病在表也，可汗之，直断曰：风随汗出。以火二盆，暗置床下，不令病人见火，恐增其热，招之入室，使服涌剂，以麻黄投之，既乃闭其户，从外锁之。汗出如洗，待一时许，开户减火一半，须臾汗止，泄亦止。"（《续名医类案》）

【评析】该患者春伤于风，厥阴风木之气挟寒邪侵入肠胃，导致脾气下陷，气机升降失常，清浊不分，米谷不化；风寒邪气郁在体表，营卫不和，所以脉皆浮数。病因风邪而起，因此治疗采取"其在表者，汗而发之"，采用汗法祛邪外出，汗出泻止。"风气太过"造成的飨泄症状表现与寒湿泄泻相类似，但是病因病机不同，治法各异。本案前医用圣散子、豆蔻丸，均属温燥药物。该患者为风气内伤兼寒邪内侵，温燥药物能驱散寒邪，可以"泻止"，然而不能祛除肠间之风邪，所以"一二日药力尽而复作"，因此治疗时，宜考虑病因。

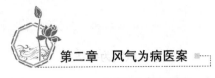

13. 木气来复黄疸

朱天一,年二十余,喜食糖及燥炙诸饼,忽病黄,面目如金。脉之两关数实有力,尺滑。大便六七日不行,小便黄涩。此敦阜太过燥热,如以素瓷覆火,其色必黄,非湿症也。与小承气汤加当归、白芍,一剂便行而瘥。(《续名医类案》)

【评析】敦阜之年指岁运是土运太过的年份。六十年中,甲子、甲戌、甲申、甲午、甲辰、甲寅六年均属于土运太过的年份。岁土太过的年份,如果土气过于亢盛,往往会导致风气来复,呈现出相反的风热症状表现,即《素问·五常政大论》所云"大风迅至,邪伤脾也"。本案中,患者平素喜欢吃糖、面食等燥热食物,脉数实而有力,尺滑,说明内热亢盛,再加上风热复气,使燥热更盛于内,所谓"风火相煽",又大便六七日不行,"小大不利治其标"(《素问·标本病传论》),用小承气汤攻下泻热,同时辅以当归、白芍,二者配伍既能养阴润燥,又能防止小承气汤伤患者正气,故一剂而愈。

14. 木亢伐土黄疸

马元仪治沈王格患疸症,一身及面目悉黄,微见黑滞,烦渴腹满。脉之,左弦数,右空大。此内伤发黄,为厥阴肝木,太阴脾土,二脏交伤之候也。夫肝郁则生热,脾郁则生湿,湿热交争而烦渴腹满,发黄之症生矣。至黑色兼见于面,则并伤其肾,汗之下之,非其治也。宜平肝之亢,扶土之虚,兼解郁热以清气道,除湿蒸而和中气。用人参三钱,白术二钱,白芍一钱,黄连、山栀七分,归身、丹皮、茵陈、秦艽各一钱,柴胡七分,炙草五分,半夏曲一钱,服三十剂愈。(《续名医类案》)

【评析】黄疸的病位,不外乎心、脾、肝胆。该患者平素肝胆不和,厥阴风木之气被外界引动,肝气失去敷和之性,郁而化热;

脾气失于运化之功,郁则生湿,湿热阻于中焦则烦闷、口渴、腹部胀满,邪热上蒸于面部,则面目俱黄。所以治疗采用清肝热、扶脾土之法,方中黄连、山栀子、茵陈蒿清热利黄;当归身、丹皮养血开瘀,防止血热妄行,热盛生瘀;人参、白术、白芍、柴胡、炙甘草、半夏曲健脾培土,佐以疏肝解郁。诸药合用,共奏清肝泻热、利湿退黄之功。

15. 风木化火,**脾虚崩漏**

江汝洁治叶延杰之内,十月病眼若合即麻痹,甚至不敢睡。屡易医,渐成崩疾。江诊得左手三部,举之略弦,按之略大而无力;右手三部,举按俱大而无力。经曰:血虚脉大如葱管。又曰:大而无力为血虚。又曰:诸弦为饮。又曰:弦为劳。据脉观症,盖由气血俱虚,以致气不周运而成麻痹。时医不悟而作火治,药用寒凉过多,损伤脾胃,阳气失陷而成崩矣。以岁运言之,今岁天冲主运(少角东宫震位,乃天冲司也,九星分野之名),风木在泉,两木符合,木盛而脾土受亏,是以土陷而行秋冬之令。以时候言之,小雪至大雪之末(冬至小寒),六十日有奇,太阳寒水主令,(少阴君火)厥阴风木客气加临,其上木火胜矣。经曰:甚则胜而不复也。其脾大虚,安得血不大下乎?且脾裹血,脾虚则血不归经而妄下矣。法当大补脾经为先,次宜补气祛湿,可得渐愈矣。以人参三钱,黄芪二钱,甘草四分,防风、荆芥、白术各一钱,陈皮八分,水煎食远服,一剂分作三服,不数剂而安。(《名医类案》)

【评析】患者发病时值壬寅岁,主运为木运太过,少阳相火司天,厥阴风木在泉,为同天符之年。崩漏之病,根本在于脾虚不能摄血。《血证论》云:"崩漏者……谓血乃中州脾土所统摄,脾不摄血,是以崩溃,故曰崩中。"该患者平素脾胃虚弱,加之天

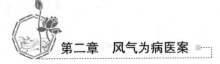

符年木气过于亢盛,木盛则克伐脾土,肝经疏泄失度,脾气统摄无权,所以在治疗中,不能单纯考虑木气过亢,采用清热之法,用大剂寒凉药物,伤及脾阳,而应根据病之标本进行治疗,所以江氏根据患者虚实,以补脾之法,用人参、黄芪、甘草、白术健脾益气,陈皮、防风、荆芥理气的同时,兼祛除同天符的岁气影响,患者不数剂而安。

16. 风木司天,肝阳上亢

朱,五四。头痛神烦,忽然而至。五行之速,莫如风火。然有虚实内外之因,非徒发散苦寒为事矣。如向有肝病,目疾丧明,是阴气久伤体质。今厥阴风木司天,春深发泄,阳气暴张。即外感而论,正《内经》"冬不藏精,春必病温"。育阴可使热清,大忌发散。盖阴根久伤,表之再伤阳劫津液,仲景谓"一逆尚引日,再逆促命期"矣。余前主阿胶鸡子黄汤,佐地、冬壮水,芍、甘培土,亟和其厥阳冲逆之威,咸味入阴,甘缓其急,与《内经》肝病三法恰合。

今已入夏三日,虚阳倏上,烦躁头痛。当大滋肾母,以苏肝子,补胃阴以杜木火乘侮。旬日不致反复,经月可望全好。

人参　熟地　天冬　麦冬　龟胶　阿胶　北味　茯神
(《临证指南医案》)

【评析】厥阴风木司天,肝气容易受司天之气引动。患者平素肝阴不足,肝阳被司天之气引动,上冲头面,郁而化火,伤及津液,所以叶氏根据患者病情,采用"肝病三法",即辛散、酸收、甘缓,如《素问·藏气法时论》云:"肝苦急,急食甘以缓之""肝欲散,急食辛以散之,用辛补之,酸泻之"。《素问·至真要大论》云:"风淫于内……以甘缓之。"使肝气调和,恢复正常的功能。所以初诊采用阿胶鸡子黄汤,佐以生地、麦冬养阴,二味药物亦属于甘寒之品,又起到缓急清热的功效。芍药、甘草,酸甘化阴,助肝阴平复肝阳。二诊为入夏三日,阳气上盛,烦躁头痛则以育阴潜阳的方法,防止肝木过于亢盛,同时滋养肾水,育其化源,取得良好的疗效。

17. 风木在泉,心肾虚劳

包络者,臣使之官,喜乐出焉。三焦无状,空有其名,胸中膈据。三焦为决渎之官,水道出焉。心为主宰,胆为中正。心动神驰,意握万物,劳心耗肾,水耗于下,龙雷不藏,坎离不济,云雾不下,白露不降,土中无水,亢龙有悔,必得水以济之。少阳相火司天,厥阴风木在泉,於术、龙齿暂停。清神中之火,调气分之阳。

六味去茯苓,加茯神　孩儿参　沙参　料豆　淡菜　燕根糖楂

谷芽　旱莲　女贞　麦冬　福橘　藕熬汁为丸　(《王九峰医案》)

【评析】该患者平素思虑太过,少阳相火司天,厥阴风木在泉,人体气机被风火之气引动,而肾水不能制约,精气衰少,发为虚劳。虚劳以本虚为主,肝肾阴亏则不能制约相火,当以滋阴养肾柔肝之法,同时根据司天在泉之气,佐以白术、龙齿清热调阴,平息体内亢盛之阳。

18. 木火虚劳

妹　积年羸怯,经当断不断,热从腿膝上蒸。今岁厥阴风木司天,又值温候,地气湿蒸,连朝寒热烦渴,寤不成寐,悸咳善惊。总由阴亏心火燔灼,兼乘木火司令,气泄不主内守,阳维奇脉,不振纲维。越人云:阳维为病苦寒热。今藩卫欲空,足寒骨热,所固然已。先培元气,退寒热,待津液上朝,冀烦渴渐平。用潞参、茯神、麦冬、白芍、丹皮、龟板、熟地、柏子仁、红枣、蔗汁。三服寒

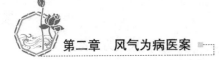

热大减,烦渴渐止,但觉寒起足胫。原方去麦冬、龟板,加首乌、杞子、牛膝(炒炭),壮其奇脉。二服不寒但热,原方又去首乌、杞子、柏子仁,加莲子、龙眼肉。数十服遂安。(《类证治裁》)

【评析】患者久病,正气不足,身体羸弱,发病时厥阴风木司天,导致肝气随司天上亢,络脉空虚,冲任不固,发为崩漏。"久崩不止,气血耗竭,必致成漏;久漏不止,病势日进,亦将成崩。"崩漏不止,血气亏乏,导致三阴经脉空虚,转为虚劳,表现为潮热烦渴、失眠、惊悸。治疗则应根据岁气与患者的症状表现,"先病而后生寒者,治其本",培护元气,使肝肾阴液充足,肝阳不随司天之气亢逆。初诊以滋阴填精为主;二诊则因滋阴过于寒凉,经行不止亦应止血,去麦冬、龟板,易以首乌、杞子、牛膝炭;三诊加莲子、龙眼肉以安心神,故数十剂遂安。

19. 木火交令咳嗽

两江制台常霈病案,一共二诊(滋水养血,治咳与痛)。

老先生脉象左手缓小有神。按《脉经》曰:"大为病进,小为病退。"今小而反疼,正所谓时大时小者火也,宜用童便,取其降火而化痰;右寸关带滑,滑主痰多,明是肺胃有痰而作嗽,肝家挟火生痰而作痛也,宜用瓜蒌化痰以宁嗽,缓肝以理痛。夜痛而日稍宁,是肝经之亏也,归、芍以养血和肝,在所宜用。肝须条达,不达即痛,柴胡、陈皮所以宣达气血者,想宜采用者矣。肝藏血而主气,宜用血中之气药,气中之血药,以为和血理气之需,则郁金、延胡宜商酌一二味以止痛可也。治炫年迈识荒,惟慎是守,不能出奇制胜,寤寐难安,伏惟垂鉴。

柴胡(五分) 陈皮(一钱半) 炒木瓜(七分) 羚角尖(七分,磨冲) 净归身(一钱半) 酒炒白芍(一钱) 炙甘草(五分) 茯苓(一钱) 炒全瓜蒌(四钱) 酒炒延胡索(七分)

水二钟,加橘叶十片,取其香而不燥,能理肝气以止疼也。煎至八分。冲入童便、竹沥各一小杯服。

复诊:宪公昨用童便以降火滋阴,用竹沥以化痰养血,三日以来,痛嗽日减而相安,益知以滋阴养血,在所必先者矣。昨面谕云,须求病之根源图治。今谨详察,请一一陈之:

宪公祖先天本不足,肾久内亏,故火易生而内热时形,所当壮水之主,以制阳光。此其一也。

胁肋作痛,水亏不能荣木,所当滋水以养之。二也。

筋作痛,血不养筋,所当养血以舒之。三也。

痰嗽日多,火刑金而肺不宁,痰内升而气不达,故嗽而兼痛,务使水升而火乃熄,痰理而嗽乃平,二者交治,所当益肾以安痰,法须六味。四也。

且稠痰日多,津液闪烁,非滋水何以使火不内烁乎?故经曰:肾安则痰安,当以六味补肾,明矣。经又曰:肾虚挟痰者,肾气汤补而逐之。五也。

夜间手心热,脉常数,汗液出,非内伤火烁乎?不滋水,热安退,宜以六味滋之。六也。

火内炽而上升,致烁上焦氤氲之清气,胸膈时空而作饿也,亦当使水升火熄,自非六味不能。七也。

消肌削肉,食气耗精,非火而何,为病一月,尤非苦寒之药所宜。夫火之未清,清之为急,火之稍清,壮水为先,设此时而不壮水,火将安制,急须六味。八也。

病在上,求之下;病在火,责之水。理与法均须六味。九也。

合之于脉,乍大乍小,非火而何;合之于昼夜,昼静夜热,非阴虚而何;参之于六气,厥阴风木交令,木旺生火,非水不润,六味在所必需。十也。

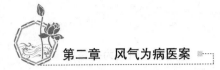

脱以地黄为滞而腻膈，现已上焦时空而气歉，中脘易饿而肠鸣，无患其滞也。古人云：熟地治虚，失于凝塞，此病中之常情也。析疑似，辨脉证，如非滋水，火无由制，则用六味有断断者矣，况药之性，本乎天者亲上，本乎地者亲下，二地以重浊之质，有实下之功，重则下趋，何滞之有？合之六味，又为缓剂，诚实下药也。若少壮新邪，当用重药急药；病久阴枯，宜静剂缓剂，所谓病宜攻者药务峻，病宜守者药务缓，此用药之大法也。岂不知王道无近功者，其如欲速则不达何，故不得不慎也。且地黄为实下之药，即寓纳气归源之理，并可预防老弱之虞也。灌其根而枝叶乃荣，滋其水而肝肺乃宁。今欲治嗽与痛，合六味无正法，想宜采择焉。荣宪谕谆谆，故敢直言以禀。治炫年衰识浅，恐负垂青，夙夜抱惭，伏惟慈鉴。

大熟地（五钱。补肾水，养肝血，则下趋而不滞，为实下君主之药）　黄肉（一钱五分）　大生地（四钱。凉肝血、祛肾热，能消宿滞，且化瘀血，本草可查）　怀山药（二钱）　丹皮（一钱半）茯苓（一钱半）　泽泻（一钱半）　怀牛膝（一钱半）　麦门冬（一钱半）

水两钟，煎至一钟，冲入童便五钱，竹沥五钱，天明候温服。（《何嗣宗医案》）

【评析】该患者先天肾精不足，又遇厥阴风木交气，肝火随天气而动，导致木火刑金。《素问·阴阳应象大论》云："年四十而阴气自半也，起居衰矣。"患者高年咳嗽，痰多、胁痛，肝肾阴气不足，所以初诊治以疏肝解郁，使亢逆的厥阴风木之气有所出路，方用逍遥散疏肝理气，佐以瓜蒌、竹沥清化痰热以止咳，木瓜、橘叶疏肝理气，延胡索活血止痛，羚羊角、童便清肝热，平肝火。此方胁痛痛减之后，用六味地黄丸填补肾精，兼以化痰。

20. 木火相煽，发为癫狂

齐，四十二岁。

己巳二月初三日：脉弦数而劲，初因肝郁，久升无降，以致阳并于上则狂。心体之虚，以用胜而更虚，心用之强，因体虚而更强，间日举发，气伏最深，已难调治。况现在卯中乙木盛时，今岁又系风木司天，有木火相煽之象，勉与补心体、泻心用两法。

洋参（三钱）　大生地（一两）　莲子心（一钱）　黄檗（三钱）白芍（六钱）　丹皮（四钱）　麦冬（不去心，六钱）　生龟板（一两）　丹参（三钱）　真山连（三钱）　煮三碗，分三次服。

外用：紫雪丹六钱，每次一钱，与此方间服。

初六日：操持太过，致伤心气之狂疾，前用补心体、泻心用、摄心神，已见大效，脉势亦减。经谓脉小则病退是也。

洋参（三钱）　女贞子（四钱）　丹皮（五钱）　生龟板（二两）龙胆草（一钱）　白芍（六钱）　山连（三钱）　黄檗炭（二钱）　麦冬（不去心，六钱）　莲子（五钱）　铁落水煎，煎三杯，分三次服，外以米醋一黄酒杯冲。（《吴鞠通医案》）

【评析】该患者初起为肝气郁结，升降失常，导致情志抑郁，再兼厥阴风木司天，肝气容易亢盛，郁久化热，导致癫狂发生。《素问·脉解》云："阳尽在上而阴气从下，下虚上实，故狂颠疾也。"阳气亢盛，日久则伤及心阴。肝心以血为根本，厥阴风木能引动患者肝气上亢，亦说明该患者心肝阴液亏虚，不能制约体内风气。因此采用补心体、泻心用的方法进行治疗。心体则以养阴、养血、益肾精的药物补益，生地养心血、清心热、补肾阴，龟板为血肉有情之品，润养心血；西洋参可以益气养阴，又与白芍、麦冬配伍，共同养阴生津；黄连、黄柏、莲子心清心热，丹皮、丹参既养心血，又能活血祛瘀，使诸药不滞，又配伍紫雪丹开通心窍，泻

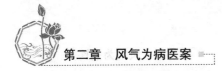

诸经火热。诸药共奏清补之功,故初诊得以好转,复诊易方针对癫狂,采用生铁落重镇安神,亦符合《黄帝内经》治法。

21. 厥阴二气治验

庚午厥阴二气治验:厥阴风木司二气,庚午岁也,主气者少阴君火。沈得玄文学,方在友人馆间,忽小腹痛如锥刺,急欲小便,及至厕仅滴一二点,色甚赤,解时极痛楚,而腹痛弥急,乃不能竟欢而归。亟为调治,然疑热淋。药惟淡渗,如车前、牛膝、萆薢、淡竹叶、黄柏之类。将十日尤未解,予往视,见脉浮弦,两头角微疼,暮则畏寒,夜有微热。予谓此正属厥阴风邪为祟也,当急表散得汗即解,若徒事寒凉则邪愈冰伏矣。文学将信将疑,乃曰:此实淋也,子作外感治而或得愈,可为绝倒。果如法服,一剂而得汗,二剂则小便清澈而痛止矣。盖少腹者肝之位,小肠者心之府也,直风邪内淫于府,而未达于表耳。(《运气商》)

【评析】年支为午的年份,司天之气是少阴君火。该患者于少阴君火司天之岁,感受风邪,邪气侵入少腹足厥阴肝经,症见少腹疼痛,急欲小便,脉象浮弦。脉浮为表证,又兼见头痛畏寒、夜有微热等表证,此乃风邪侵入小肠与肝经,非热淋也,故解表散寒病解。

22. 风木主气治验

甲戌风木主气治验:甲戌初春,主气者为厥阴风木,而客气则少阳相火。又适五运湿土太过之化并行,故新正有弥月之雨,仲春朔得迅风大作,而雨化乃止,相火乃用。其有感冒者皆相火为病,多见鼻衄、痰中见血及疮疡等,予参其理而治有验矣。然越十日则又有浃旬,风雨暴寒之变,此无他,乃厥阴风木之主气至此,而郁发耳。然挟湿土相火二气,其病皆风温、风湿、湿温等外症,多呕吐痰涎,多腹痛,多寒热。盖风木之气郁于中则为痛,淫于上则为吐,盛于表则为寒热,而况挟湿挟火,其势不更尤甚乎。其始也,治以羌活、防风、苍术、川芎、柴胡、黄芩、厚朴等辛温解散之剂。其次则吐甚者,以温胆汤;热甚者,以小柴胡合解毒汤;腹痛甚者,以平胃、越鞠等辛调之矣。惟风与湿与火有倡盛者,在明者自能辨之也。(《运气商》)

【评析】天地之气化,人居其中,感天地之气而应之。甲年为土运太过之岁,湿气偏胜。初之气厥阴风木为风湿,少阳相火加临为湿温,风湿火相杂,人之体质不同,感邪而发病。初在表,解表以羌活、防风等;在内以理中、温胆汤等止吐;有火热之证,当清热以柴胡解毒汤,此皆以甲戌之岁,五运湿土太过,初之气少阳相火加临厥阴风木,风湿火病机为本,是遵天地气机之变化,审查人体疾病之所在。

23. 咳嗽误治,风木侮金

东都药铺杜氏,有子五岁,自十一月病嗽,至三月末止。始得嗽而吐痰,乃外风寒蓄入肺经,今肺病嗽而吐痰,风在肺中故也。宜以麻黄辈发散。后用凉药压之即愈。时医以铁粉丸、半夏丸、褊银丸诸法下之,其肺即虚而嗽甚。至春三月间尚未愈,召钱氏视之。其候面青而光,嗽而喘促哽气,又时长出气。钱曰:痰困十已八九。所以然者,面青而光,肝气旺也。春三月者,肝之位也,肺衰之时也。嗽者,肺之病。肺之病,自十一月至三月,久即虚痿。又曾下之,脾肺子母也,复为肝所胜,此为逆也,故嗽而喘促,哽气,长出气也。钱急与泻青丸,泻后与阿胶散实肺。次日面青而不光,钱又补肺,而嗽如前,钱又泻肝,泻肝未已,又加肺虚,唇白如练。钱曰:此病必死,不可治也。何者?肝大旺而肺虚热,肺病不得其时而肝胜之。今三泻肝而肝病不退,三补肺而肺证犹虚,此不久生,故言死也。此证病于秋者,十救

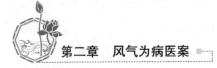

三四。春夏者,十难救一。果大喘而死。(《小儿药证直诀》)

【评析】该案中,患者为十一月病咳,三月未止,为风寒外感,因此,应采用发散风寒的方法治疗,然而患者被误治,导致春三月肺气亏虚。钱乙诊病时,患者面色青,为肝木气旺,钱氏用泻青丸泻肝木,阿胶散实肺。患者服药后,虽然药物能泻肝木之气,但肝气受到厥阴风木之气的影响,肝旺肺虚,藏气外浮,因此"唇白如练"。《素问·藏气法时论》云:"病在肺,愈在冬,冬不愈,甚于夏。"故钱氏言:"此证病于秋者,十救三四;春夏者,十难救一。"

第三章

火与暑气为病医案

一、概述

1. 运气主时

火气在五运中属于火运。在六气中,少阴君火、少阳相火均属于火气。火气"在天为热,在地为火……其性为暑"。火气为夏季的主持,五运中的二之运,六气中的二之气、三之气均在夏季,因火暑二气本源相同,表现相类,故合而论之。

五运主时。主运的二之运自春分后十三日至芒种后十日,共计七十三日零五刻。《素问·五运行大论》云:"火主戊癸。"岁运中,自然界出现火气太过的表现年份为六戊年、六乙年,其中六戊年火气太过,六乙年为岁金不及、火热克金的兼化年份。客运中,戊癸年的初之运、丁壬年的二之运、丙辛年的三之运、乙庚年的四之运、甲己年的五之运都有火气盛行的表现。

六气主时。六气中,少阴君火为主气中的二之气,交气时间为春分节气,到小满节气为止,共计六十日八十七刻半。少阳相火为主气中的三之气,交气时间为小满节气,至大暑节气,共计六十日八十七刻半。《素问·五运行大论》云:"子午之上,少阴主之。""寅申之上,少阳主之。"子午年为少阴君火司天,寅申年

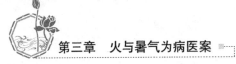

为少阳相火司天,卯酉年为少阴君火在泉,已亥年为少阳相火在泉。

客气中,寅申年的初之气,丑未年的二之气,子午年的三之气,已亥年的四之气,辰戌年的五之气,卯酉年的终之气,均为少阴君火所主。辰戌年的初之气,卯酉年的二之气,寅申年的三之气,丑未年的四之气,子午年的五之气,已亥年的终之气,均为少阳相火所主。

自然界中的火气正常的情况下,夏季"天地气交,万物华实"。《素问·五常政大论》云:"其候炎暑,其令热,其脏心……其应夏……其养血……其物脉。"阳气随着少阴君火之气升发,到少阳相火之气达到极点。火暑之气太过则会变成火淫、暑淫,导致疾病发生。火、暑气为病,多发生在以少阴君火、少阳相火客气司天、在泉或为间气的相应月份,也容易发生在火运太过或水运不及的年份。火气太过或不及,均能导致自然界的气候异常,从而导滞火邪、暑邪的产生。火暑之气虽然同源于火,但表现与病机均有区别,因此致病表现不同,治法各异。

2. 藏气法时

心是与自然界中火气相对应的脏腑,主时为夏季,心气在春夏之交升发,旺盛于夏季,少阴君火之气内应心脏,心主神明,为全身阳气之主,即"君火以明"。如《素问·藏气法时论》云:"心主夏,手少阴太阳主治,其日丙丁。"《素问·六节藏象论》云:"心者,生之本……为阳中之太阳,通于夏气。"《素问·五运行大论》云:"南方生热,热生火,火生苦,苦生心……"心为君主之官,统摄全身气血的运行,所以心的气机变化主要有以下四点:

君火以明,相火以位。心在五行属于火,又与夏气相通应,因此"君火以明,相火以位"在人体的气机变化中具有重要的意义。心火的功能正常，人体的生命之火则不停息。心火温养人体气血脏腑，维持生命的活力，此即《素问·五运行大论》所云"其德为显""其政为明"。维持心火正常的关键在于肝、肾寄予的相火，相火异常变化，则会导致心火异常，即"心恶热"（《素问·宣明五气》）；心火为相火所伤，君相不安，则导致人体心火亢盛，热迫血行，扰动心神，即"其变炎烁""其眚燔焫"（《素问·五运行大论》）。因此，君火以明，相火以位，对于生命活动有着重要的意义，心火正常，则人体的气血精神健康，阴平阳秘，耳目聪明。

心主血脉。心主血脉主要是指心参与人体血液、脉道生成，同时心气推动人体的血液在脉道中运行全身。心的五体为脉，因此可以通过经脉观测心气的变化，如"三部九候"。心主血的生成，"中焦受气取汁，变化而赤，是谓血"（《灵枢·决气》）。人体的血液充盈、流通、循脉运行而不溢，均为心气化正常的表现。

心肺气血相生。心肺气血相生主要是心血与肺气相互依存，即《素问·五脏生成》所云"诸血者皆属于心，诸气者皆属于肺"。心肺同居上焦，对应四时则心气应夏，肺气应秋，二者气机相互协调，心气上升，肺气肃降，所以肺气对心血来说，肺主气、司呼吸、朝百脉，能推动心血运行全身。同时心血也承载肺气运行，使肺能调节一身之气。同时，脾胃的水谷精气随脉至于上焦，在心主血、肺司呼吸的作用下形成宗气。因此，心、脾、肺的功能正常，宗气运行流畅，气血平衡，人体健康强壮。如周学海云："宗气者，动气也。凡呼吸、语言、声音，以及肢体运动，筋力强弱者，宗气之功用也。"

心肾即济。五运六气理论认为天地的气机正常，则万物安

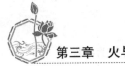

和。如《素问·六微旨大论》云："升已而降,降者谓天;降已而升,升者谓地。天气下降,气流于地;地气上升,气腾于天。"在人体上则为心肾即济。心肾即济,生命才能维持动态平衡,保持健康。在脏腑中,心属阳、火为天,应夏季;肾属阴、水为地,应冬季。因此,孙思邈在《备急千金要方》中指出:"夫心者火也,肾者水也,水火相济。"心肾即济在人体中则表现为阴阳平衡、精神互用。正如王肯堂在《证治准绳》中云:"心为离火,内阴而外阳;肾为坎水,内阳而外阴。内者是主,外者是用。又主内者五神,外用者五气。是故心以神为主,阳为用;肾以志为主,阴为用。阳则气也、火也,阴则精也、水也。及乎水火既济,全在阴精上奉以安其神,阳气下藏以定其志。"

3. 致病机理

火气为病的病因病机在《素问·至真要大论》中归纳为"诸热瞀瘛,皆属于火""诸禁鼓栗,如丧神守,皆属于火""诸逆冲上,皆属于火""诸胀腹大,皆属于热""诸躁狂越,皆属于火""诸病有声,鼓之如鼓,皆属于热""诸病胕肿疼酸惊骇,皆属于火""诸呕吐酸,暴注下迫,皆属于热"。

如果五运中的火气太过、金气不及,或者六气中的少阳相火太过、少阴君火太过,均会导致火淫的产生。对于火属性的淫邪,根据五行属性统称为火淫,历代医家根据《黄帝内经》中的论述将其进一步分为温、火、暑三种邪气。对于火与温,往往以热的程度鉴别,如温为热之渐,热为温之甚。对于暑与温,以暑邪具有特殊的发生时间段为标志,且无内生暑邪,如《素问·热论》所云"先夏至日者为病温,后夏至日者为病暑"。

火热邪气的致病主要表现为火性上炎,即"诸逆冲上,皆属于火"病变表现为面红、目赤、口干舌燥,甚则口舌生疮、咽喉肿痛、目赤耳鸣等。火邪也容易聚集在体表部位，同时"炅则腠理开"，火邪初起则见有汗出身热，轻则出痱、疹，重则高热不退，发为疮疡。火热邪气灼伤津液，则导致小便少、大便秘结等症状。火热邪气内伤于心，则动血耗血，扰乱神明，患者轻则谵语烦躁，甚则发狂，动血的同时伤及筋脉，引动肝风，发生瘛疭。火热邪气也容易伤及肺，如《素问·至真要大论》云："热气大来，火之胜也，金燥受邪，肺病生焉。"

暑热邪气则为夏令独有，为少阳相火异常所化。暑邪升散，容易伤津耗气，且必火邪更甚，所以夏日中暑的患者多见高热、汗出、口大渴、气短乏力。少阳相火与太阴湿土相交，所以暑邪往往容易夹杂湿邪，导致胸闷呕逆，食少倦怠，因此清暑之时，往往要考虑暑湿之比例进行治疗。

暑热为病，历来有阴暑、阳暑的提法。阴暑本质为夏日感受寒邪，故本书将此类疾病归于寒水为病。张景岳在《景岳全书·暑证》中云："阴暑者，因暑而受寒者也。凡人之畏暑贪凉，不避寒气，则或于深堂大厦，或于风地树阴，或以乍热乍寒之时，不谨衣被，以致寒邪袭于肌表，而病为发热头痛、无汗恶寒、身形拘急、肢体酸疼等证。此以暑月受寒，故名阴暑，即伤寒也。惟宜温散为主，当以伤寒法治之也。又有不慎口腹，过食生冷，以致寒凉伤脏，而为呕吐、泻利、腹痛等证。此亦因暑受寒，但以寒邪在内，治宜温中为主，是亦阴暑之属也。"

4. 司岁备物与用药

主运、客运为火运时，或者主气、客气、司天在泉之气为少阴君火和少阳相火时，应储备具有热性的药物。如陈修园在《神农本草经读》中指出："如君相二火司岁，则收取姜、桂、附子之热类。"张元素在《医学启源》中提出该类药物为"热浮长"，共计20

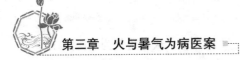

味，即黑附子、干姜、干生姜、川乌头、高良姜、肉桂、桂枝、草豆蔻、丁香、厚朴、益智仁、木香、白豆蔻、川椒、吴茱萸、茴香、延胡索、缩砂仁、红蓝花、神曲。

少阴君火、少阳相火司天时，应"热淫于内，治以咸寒，佐以甘苦，以酸收之"。如《三因极一病证方论》中采用正阳汤治疗少阴君火司天所导致的热淫为病，采用升明汤治疗少阳相火司天所导致的热淫为病。二者的不同点在于正阳汤所主的君火为病，因君火司天，燥金在泉，所以治法采用"咸以平其上，苦热以治其下，咸以软之，苦以发之，酸以收之"；升明汤所主的相火为病，因厥阴风木在泉，所以治法采用"咸寒平其上，辛温治其下，渗之，泄之，渍之，发之"。

正阳汤　治子午之岁，少阴司天，阳明在泉，气化运行先天。

白薇（咸寒）　玄参（咸苦寒）　川芎（辛甘温）　当归（辛甘温）　桑白皮（甘寒）　白芍（酸寒）　旋覆花（咸辛）　甘草（甘平）　生姜（辛温）

自大寒至春分，加杏仁、升麻。自春分至小满，加茯苓、车前子。自小满至大暑，加杏仁、麻仁。自大暑至秋分，加荆芥、茵陈蒿。自秋分至小雪，依原方。自小雪至大寒，加杜苏子。

升明汤　治寅申之岁，少阳司天，厥阴在泉，气化运行先天。

酸枣仁（甘酸）　蔷薇（甘苦微寒）　生姜（辛温）　半夏（辛温）　青皮（辛酸）　紫檀香（辛温）　炙草（甘平）　车前子（甘淡微寒）

自大寒至春分，加白薇、玄参。自春分至小满，加丁香。自小满至大暑，加漏芦、升麻、赤芍。自大暑至秋分，加茯苓。自秋分至小雪，依原方。自小雪至大寒，加五味子。

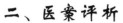

二、医案评析

1. 少阳温病

张意田治一人,戊寅二月间,发热胸闷不食,大便不通,小便不利,身重汗少,心悸而惊。予疏散消食药,症不减,更加谵语叫喊。诊其脉弦缓,乃时行外感,值少阳司天之令,少阳证虽少,其机显然,脉弦发热者,少阳本象也。胸闷不食者,逆于少阳之枢分也。少阳三焦内合心包,不解则烦而惊,甚则阳明胃气不和而谵语;少阳循身之侧,枢机不利,则身重而不能转侧;三焦失职,则小便不利;津液不下,则大便不通。此证宜以伤寒例,八九日下之,胸满烦惊,小便不利,谵语,一身尽重,不可转侧者,柴胡加龙骨牡蛎汤主之。如法治之,服后果愈。(《续名医类案》)

【评析】戊寅之年,火运太过之岁,本年热气偏盛,寅年为少阳相火司天,上半年火气主事,下半年厥阴风木在泉,风气主事。运气结合,则可知火气和风气为全年气候特点。患者外感,值少阳司天之令,少阳三焦内合心包,不解则烦而惊,甚则阳明胃气不和而谵语;少阳循身之侧,枢机不利,则身重而不能转侧;三焦失职,则小便不利;津液不下,则大便不通。治以柴胡加龙骨牡蛎汤主之,服后而愈。

2. 热疫

乾隆戊子年,吾邑疫疹流行,一人得病,传染一家,轻者十生八九,重者十存一二,合境之内,大率如斯。初起之时,先恶寒而后发热,头痛如劈,腰如被杖,腹如搅肠,呕泻兼作。大小同病,万人一辙。有作三阳治者,有作两感治者,有作霍乱治者。迨至两日,恶候蜂起,种种危症,难以枚举。如此而死者,不可胜计。此天时之疠气,人竟无可避者也。原夫至此之由,总不外乎气

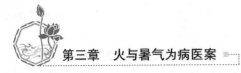

运。人身一小天地，天地有道如是之疠气，人即有如是之疠疾。缘戊子岁少阴君火司天，大运主之，五六月间，又少阴君火，加以少阳相火，水运主之，二之气与三之气合行其令，人身中只有一岁，焉能胜烈火之亢哉？一者不按运气，固执古方，百无一效，或有疑而商之者，彼即朗诵陈言，援以自正。要之执伤寒之法以治疫，焉有不死者乎？是人之死，不死于病而死于药，不死于药而竟死于执古方之药也。予因运气，而悟疫症乃胃受外来之淫热，非石膏不足以取效耳！且医者意也，石膏者寒水也，以寒胜热，以水克火，每每投入百发百中。五月间余亦染疫，凡邀治者，不能亲身诊视，叩其症状，录受其方，互相传送，活人甚众。（《疫疹一得》）

【评析】戊子之岁，岁运火运太过，司天少阴君火，运气相合，火热为全年气候特点。戊子年，又为天符年，天符年气候变化剧烈，"其病速而危"。小满至大暑又加以少阳相火用事，热胜愈烈。疫疹证候表现虽似错综，但余师愚认为与值年、当令运气变化密切相关，断为此疫症乃胃受外来之淫热，认为非石膏不足以取效。石膏，寒也，以寒胜热，以水克火，故效。

3. 火郁之发

天时：太虚曛翳，大明不彰，炎火行，大暑至，山泽燔燎，材木流津，广厦腾烟，土浮霜卤，止水乃减，蔓草焦黄，风行惑言，风热交炽，人言乱惑。湿化乃后，火本旺于夏，其气郁，故发于申未之四气。四气者，阳极之余也。民病：少气（壮火食气），疮疡痈肿（火能腐物），胁腹胸背，头面四肢，䐜愤胪胀，疡疿（阳邪由余），呕逆（火气冲上），瘛疭（火伤筋），骨痛（火伤骨），节乃有动（火伏于节），注下（火在肠胃）温疟（火在少阳），腹暴痛（火实于腹），血溢流注（火入血分），精液乃少（火烁阴分），目赤（火入肝），心热

（火入心），甚则瞀闷（火炎上焦），懊憹（火郁膻中），善暴死（火性急速，败绝真阴）。此皆火盛之为病也。

治法：火郁发之。发者，发越也。凡火郁之病，为阳为热。其脏应心与小肠三焦，其主在脉络，其伤在阴。凡火所居，有结聚敛伏者，不宜蔽遏，故因其势而解之散之，升之扬之，如开其窗，如揭其被，皆谓之发，非仅发汗也。

竹叶导赤散　治君火郁为疫，乃心与小肠受病，以致斑淋吐衄血，错语不眠，狂躁烦呕，一切火邪等症。

生地（二钱）　木通（一钱）　连翘（一钱，去隔）　大黄（一钱）　栀子（一钱）　黄芩（一钱）　黄连（八分）　薄荷（八分）

水煎，研化五瘟丹服。（《松峰说疫》）

【评析】火气被郁，至极乃作。从岁运来看，火郁有两种情况：一是水运太过之年，水乘火而产生火郁现象；二是火运不及之年，水乘火而产生火郁现象。从岁气来看，二之气少阴君火或三之气少阳相火用事之时，若客气是太阳寒水，则客胜主而发生火郁现象。火郁之极会因郁而发，反侮其所不胜之气，出现火气郁发、火气偏胜的气候、物候及疾病表现。治疗应遵循“火郁发之”之法则，发越被郁之火邪。导赤散清心利水、养阴通淋，主治心经火热或移于小肠所致的心胸烦热、疮疡痛肿等，善治火郁之疫及一切火邪之症。方加竹叶增强清热除烦之功效。

4. 岁水不及，木火郁发

嘉庆辛未春，予患眩晕，不出户者累月。友人张汝功兄来，言洪梅翁病剧，述其证状，起初少腹痛、呕吐，医谓寒凝厥阴，投以暖肝煎，痛呕益甚，又谓肾气上冲，更用理阴煎合六君子汤，每剂俱用人参，服之愈剧，脘痞畏食，昼夜呻吟，面目色黄，医称体亏病重，补之不应，虑其虚脱，举室忧惶。复有指为疸证，欲进茵

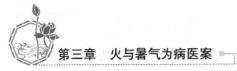

陈蒿汤者,嘱邀子诊以决之。予辞以疾,汝兄强之,于是扶掖而往。诊毕笑谓翁曰:病可无妨,但药只须数文一剂,毋大费主人物料。方疏加味逍遥散,加郁金、陈皮、谷芽、兰叶。乃弟并锋翁曰:家兄年将花甲,病经多日,痛呕不食,胃气空虚,轻淡之品,恐不济事。予曰:此非虚证,药不中病,致益剧耳。经云:诸痛属肝。病由肝郁不舒,气机遏抑,少腹乃厥阴部位,因而致痛。肝气上逆,冲胃为呕,温补太过,木郁则火郁,诸逆冲上,皆属于火,食不得入,是有火也。至于面目色黄,亦肝郁之所使然,非疸证也。逍遥一方,治木郁而诸郁皆解,其说出赵氏《医贯》,予辑载拙集《医述》中。检书与阅,翁以为然。初服各证均减,服至四剂,不痛不呕,黄色尽退,共服药十二剂,眠食如常。是役也,翁病召诊日,皆汝兄代邀,语予曰:翁前服参药不应,自以为殆,予药如此之轻,见效如此之速,甚为感佩,嘱予致意,容当图谢。予曰:医者愈病,分所当然,惟自抱疾,为人疗疾,行动蹒跚,殊可笑耳。翁有盛情,拙集辑成,借代付梓,亦善果也,胜酬多矣。晤间翁问尊集成乎? 予曰:未也。翁曰:且俟脱稿,薄助剞劂。阅兹廿载,集成而翁已仙矣。集首阅书姓氏款中,谨登翁名,不忘其言。(《杏轩医案》)

【评析】辛未年,水运不及之岁,太阴湿土在天,太阳寒水在泉。该案初用暖肝煎、六君子煎等剂,药后病情加重,脘痞畏食等症不减,是重补之剂之下,病人受本年水运不及的主运及司天之气相感发病而导致体虚不受所致。

辛未年,水运不及,则病人身体肾脏会受到相应影响。上半年太阴湿土司天,湿土困脾,投重补之药则加重病人后天脾胃的负担,故先前医生所用大剂量方剂虽有可取之思路,考虑从肝论治此肝郁犯胃之呕吐发黄等症是有道理的,但没有考虑到此年份气候的特殊性。水运不及之年,则中焦后天脾土原本就会有加重克制肾水的趋势。先以暖肝煎施治,暖肝煎中不乏温补之品,重补肝则更加重对脾胃的乘克。脾胃被克,则升降失常,故病人"痛呕益甚"。

后以六君子煎施治,每剂俱用人参。人参乃重补元气之剂,且性温燥,服之痛剧,则说明用药过于补益,后见"虑其虚脱"乃真实假虚之象。后以加味逍遥散,加郁金、陈皮、谷芽、兰叶之品。逍遥散本治肝郁血虚之证,方中加郁金则增强疏肝功效。肝气舒畅,则不至于过度克制脾胃。陈皮化痰,针对中焦瘀滞之邪气。且谷芽消食,利中焦脾胃气机舒展。正如本案之"肝气上逆,冲胃为呕,温补太过,木郁则火郁,诸逆冲上,皆属于火,食不得入,是有火也"。方中郁金疏肝而缓伐胃趋势,则呕吐得消。

此案,患者因主运肾水不足,土运困脾,且春季发病,厥阴主令。治则宜解郁,用药不在多。医生准确把握病因病机,临证用药,与运气相合,故收奇效。

5. 冬日伏暑

傅瑞延六月新婚后,触暑病热,头脑大痛,误用补剂,大热焦渴,医以瘟疫热症治之。凡清解疏利、升散养阴之药,治经数月,而病不瘳。节届大雪,始延余诊。视其形瘦面垢,身热谵语,自汗多渴,头痛有如刀劈,脉来长而不洪。是时医巫浩费,家计已索,病者因头痛难任,其叔孔翁曰:尚可治否? 余曰:可治。友咸问病名,余语以暑邪之症,众诧为不然。问曰:何以知之? 余曰:以气虚身热,谵语自汗,合于面之垢,脉之长而知之也。因请用药,余曰:甘寒解暑之剂,惟有天生白虎一方。

旋重价觅至二枚,先将一枚破而与之。病者心躁口干,见辄鲸吞虎嗜,顿觉神清气爽。因再求瓜,家人止之,余更与之。食

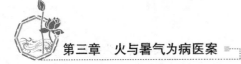

毕汗收渴止,头痛如失。但暑邪虽解,而阴气被阳热之伤尚未复也。夜仍微热,咽微干,睡不寐,仿仲景少阴病,咽干口燥不得卧之例,处黄连阿胶鸡子汤,三服而健。

黄连阿胶鸡子汤:黄连、黄芩、芍药。

上三味煎去滓。入阿胶烊尽,少冷入鸡子黄,搅匀服。(《谢映庐得心集医案》)

【评析】该患者为暑热之后误用补益,导致邪热炽盛,后又被他医以温疫治之,导致邪气潜藏,直至大雪。谢映庐根据患者脉证,判断为暑热症,因此以白虎汤法治疗,冬日阴寒,患者暑热日久,正气虚衰,因此用西瓜代之。《本草纲目》云:"西瓜性寒,解热,有天生白虎汤之号。"暑邪虽清,正气亏乏,故投以黄连阿胶鸡子黄汤扶正,三服而健。

6. 风火肿痛

王　脉数而细,忽痛必热肿,且痛来迅速,思五行六气之流行,最速莫如火风,高年脂液久耗,人身之气,必左升右降,相火寄于肝,龙火起于肾,并从阴发越,本乎根蒂先亏,内乏藏纳之职司矣。每日服东垣滋肾丸三钱,秋石汤送,以泻阴中伏热。(《临证指南医案》)

【评析】该患者为体内营阴亏乏,相火亢盛,邪热从阴分向外发越,发为肿痛,因此治疗以潜阳泻阴,使亢逆之风火平息,方能痊愈。

7. 春温伏邪

道友曹肖岩翁,故居杨村,侨寓岩镇。乾隆甲寅春,初病寒热头痛,自服温散不解。又因胸膈胀闷,疑夹食滞,加用消导药不效。直至七朝,热发不退,精神恍惚。予视之曰:"病由冬不藏精,又伤于寒,邪伏少阴,乘时触发,即春温两感证也。"渠虑客中不便乃归。诘朝延诊，势渐加重，神昏脉大，面赤舌黑。方仿理阴煎，补中托邪。渠师仇心谷先生见方称善。次早复诊，予告仇公曰："此病全是真元内亏，邪伏于里，猝难驱逐。吾料其热烦过二候，始能退去，热退神自清耳。"复订六味回阳饮与之。越日再视，热盛舌干，烦躁脉数，因易左归饮，令服两剂，期届二候，果汗出热退。守至两旬，饮食大进，日啜糜粥十余碗，便犹未圊。其昆季问故，予曰："胃中常留水谷三斗五升，每日入五升，出五升。缘病中全不能食，胃中水谷，久经告竭，今虽日啜糜粥，不足弥缝其阙，并未有余，焉能骤便。予阅方书，案载一人病后纳食颇多，并不欲便，亦无胀楚，众疑之。医曰：胃津亏耗，燥火用事，所进之食即消熔，其渣滓须待津回燥润，方能便利如常，阅月余便始通。今才两旬，何虑为？"后至三十余日便通，病亦全却。（《温病大成·杏轩医案》）

【评析】甲寅之年，少阳相火司天，厥阴风木在泉，全年偏于热化。该患者冬伤于寒，春必温病，究其原因在于烦劳多欲，肾脏不藏，冬季寒邪潜伏于内，随春季厥阴风木之气外发，导致内火炽盛，病势严重。程氏以春温两感之证予以治疗，以理阴煎补真阴，继与六味回阳饮，以防其病久耗阴损阳，阴阳两脱。但六味回阳饮中有姜、附等辛热药物，当归、生地等厚腻药物，人参、甘草等甘温药物，用于热势方张之人，似欠妥，故改投左归饮以补益肾阴，两剂得效。

8. 热中经络

一人年七旬，病体热麻，股膝无力，饮食有汗，妄喜笑，善饥，痰涎不利，舌强难言，声嗄不鸣。李诊脉，左手洪大而有力，是邪热客于经络之中也。二臂外有数瘢，问其故，对以燃香所致。李曰：君病皆由此也。人身经脉，手之三阳，从手表上行于头，加以

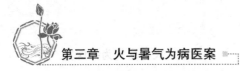

火邪,阳并于阳,势甚炽焉,故邪热妄行,流散于周身而为热麻。热伤元气,则沉重无力。热泄卫气则多汗,心火盛则妄喜笑,脾胃热则消谷善饥,肺金衰则声不鸣。仲景所谓因火为邪,焦骨伤筋,血难复也。《内经》云:"热淫所胜,治以苦寒,佐以苦甘,以甘泻之,以酸收之。"用黄柏、知母之苦寒为君,以泻火邪,壮筋骨;又肾欲坚,急食苦以坚之。黄芪、生甘草之甘寒,泻热补表;五味子酸,止汗,补肺气之不足以为臣。炙草、当归之甘辛,和血润燥;升、柴之苦平,行少阳阳明二经自地升天,以苦发之者也,以为佐。命其方曰清阳补气汤。又缪刺四肢,以泻诸阳之本,使十二经络相接而泄火邪,不旬日而愈。(《古今医案按》)

【评析】本案为火热邪气伤及经络。患者素体阴虚,又妄用火法,导致火热丛生,循经而行,出现肢体麻木、股膝无力。因此采用"热淫所胜,治以苦寒,佐以苦甘,以甘泻之,以酸收之"的方法,以清阳补气汤治疗,配合针灸,以泻火邪,不旬日而愈。

9. 冬日伤热,发为血证

东垣治一贫者,脾胃虚弱,气促,精神短少,衄血吐血。以麦门冬二分,人参、归身三分,黄芪、白芍、甘草各一钱,五味五枚,作一服水煎,稍热服,愈。继而至冬天寒,居密室,卧大热炕,而吐血数次,再求治。此久虚弱,外有寒形而有火热在内,上气不足,阳气外虚,当补表之阳气,泻里之虚热。夫冬寒衣薄,是重虚其阳,表有大寒,壅遏里热,火邪不得舒伸,故血出于口。忆仲景《伤寒论》有云:太阳伤寒,以麻黄汤发汗,而不与之,遂成衄,却与麻黄汤,立愈。此法相同,遂用之。以麻黄桂枝汤,人参益上焦元气而实其表,麦门冬保肺气,各三分;桂枝以补表虚,当归身和血养血,各五分;麻黄去根节,去外寒,甘草补脾胃之虚,黄芪实表益卫,白芍药各一钱;五味三枚,安其肺气。卧时热服,一服

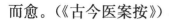

而愈。(《古今医案按》)

【评析】热淫不仅以夏日为盛,冬日养护不慎,寒热不调,亦可致。该患者脾胃虚弱,冬季伤于外寒,又在密室感受热淫,表寒里热,邪热在里,气血亏虚,虚不摄血,发为血证。故以麻黄、桂枝汤治表寒,人参、黄芪、甘草养胃气,麦冬、当归、芍药、五味子滋阴养血,气血生化有源则邪热自除,故一服而愈。

10. 阴虚喉痛

汪雅三兄,戊午秋后自真州归里,抱恙已久。喉痛,潮热,食少肌瘦,面色青黑。就医治之,谓是阴虚有火,药用黄柏、知母、黑参、丹皮、地骨皮、百合、贝母、麦冬、天冬等项,服之不效。余劝其当用参,渠不信,质之名医,亦严戒其勿用。服前药数月,终不效。

至次年正月半后,相聚于水香园,见其形色更加惨淡。为诊其脉,沉细缓弱,力劝之曰:"喉痛非肺火也,乃阴火上冲耳。阳火一清便退,阴火愈清愈起。医家皆知尊恙为阴虚矣,虚则当补,今不用补而但曰滋阴,吾未见既虚之阴,能滋之使生也?何柏斋云:虚之甚者,真气已亏。寒润之药,岂能使之化为精血,以补其虚乎?故知黄柏、知母之类,皆不能化精血以补虚,且寒凉之性下注,则下元愈虚。火邪为寒所逼而上行,则上焦复热愈甚。是则以寒凉药滋阴,非徒无益而又害之也。今尊恙必须用参之力厚者以助元气,再佐以养阴之药则参能挟阴分之药以生阴,阴生则火自降。今医家谓参不可用者,恐动肺火耳。愚意用参则用秋石数分,引之直下,不使留滞上焦,则下焦之真阴自生,而肺部又得清宁,岂不甚善?"

雅三兄顿悟。余为举方,姑用人参五分,重用生地二钱,余则丹皮、牛膝、当归、白芍、茯苓、扁豆、山药,加秋石三分。服二剂,觉喉痛少减。再用人参八分,余照前药,又服四剂,而喉痛全却矣。嗣照前方加芪、术,用参一钱,生地易为熟地,服一月而饮食倍常,面色开而肌肉长。病愈后,仍连举二令郎。(《吴天士医话医案集》)

【评析】戊午年,少阴君火司天,阳明燥金在泉,五之气为少阳相火加临阳明燥金。该患者平素阴血亏虚,脾胃阳气不足,阴虚则生内热,发为喉痛。阴虚当以滋阴降火法为主,但是患者脾胃阳虚,服养阴之品则伤及脾胃阳气,药物不能达于病所,反而伤及脾胃。《素问·阴阳应象大论》云:"阴在内,阳之守也;阳在外,阴之使也。"故在前方中加入人参以补脾胃阳气,以秋石为佐使,引药下行,使阴得阳助,气血生化有源,故能痊愈。

11. 热痢

朱孔阳年二十五岁,形瘦,素安逸,夏月因构讼,奔走日中,致痢,昼夜一二百次,不能起床,但饮水而不进食,其痛甚厉,肛门如火烙,扬手掷足,躁扰无奈。喻诊其脉弦紧劲急,不为指挠,谓曰:此证一团毒火,蕴结在肠胃之内,其势如焚,救焚须在顷刻,若二三外,肠胃朽腐矣。于是以大黄四两,黄连、甘草各二两,入大砂锅内煎,随滚随服。服下,人事稍宁片刻。少顷,仍前躁扰。一昼夜服至二十余次,大黄俱已煎化,黄连、甘草俱煎至无汁,次日病者再求前药。喻又诊之,见脉势和柔,知病可愈,但用急法,不用急药,改以生地、麦冬各四两,另研生汁,而以花粉、丹皮、赤芍、甘草各一两,煎成和汁,大碗咽之。以其来势暴烈,一身津液从之奔竭,待下痢止,然后生津养血,则枯稿一时难回。今脉势既减,则火邪俱退,不治痢而痢自止,岂可泥润滞之药而不急用乎?服后,痢渐止,粥饮渐进,调理旬余,方能消谷。(《古今医案按》)

【评析】该患者为夏日劳累,正气亏虚,感受暑热之邪,遂致痢疾。患者热势深重,但饮水而不进食,其痛甚厉,肛门如火烙,扬手掷足,躁扰无奈。喻氏根据脉证,指出邪热蕴结肠胃,以大黄、黄连、甘草煎汤,大锅煎熬,随滚随服,以大剂清热药祛邪外出,急则治标。后患者脉势柔和,以养阴清热药治疗,火热邪气祛除,热痢自止。

12. 伤暑昏厥

又一人瘦长而脆,暑月过劳,饥饮烧酒,遂身热汗出,昏愦语乱。江视之,脉皆浮小而缓,按之虚豁。曰:暑伤心,劳伤脾也。盖心藏神,脾藏意,二脏俱伤,宜有是证。法宜清暑益脾,用八物汤加麦冬、山栀、陈皮,十余帖而愈。(《古今医案按》)

【评析】患者暑月过劳,正气亏虚,饮食不节,感受暑邪,此即三虚致病,暑邪伤及心脾气血,故以清暑益脾之法,八物汤加麦冬、山栀、陈皮治疗,愈。

13. 伏暑伤阴,复感凉燥,发为癥瘕

辛卯七月廿八日 弈氏 三十六岁 暑伤两太阴,身热泄泻,腹微胀痛,舌苔不甚黄,口不甚渴,烦躁不安,昼夜不寐,脉洪数,业已十日以外,为难治。

连翘(不去心,五钱) 云苓皮(五钱) 杏仁(三钱) 生苡仁(五钱) 金银花(三钱) 雅连(一钱五分) 猪苓(三钱) 藿香叶(二钱) 蔻仁(一钱) 半夏(三钱)

煮三杯,分三次服。

廿九日 即于前方内去连翘二钱,加半夏二钱,又加小枳实二钱,再服一帖。

八月初一日 脉小则病退,诸症渐减,惟心下痞闷,与泻心法。

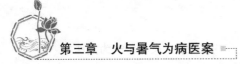

半夏(五钱)　云苓块(连皮,五钱)　干姜(三钱)　炒黄芩(三钱)　生苡仁(五钱)　生姜汁(每杯冲三小匙)　炒黄连(一钱五分)　小枳实(一钱五分)

煮三杯,分三次服。

初二日　痞略减,仍不寐,微烦。

连翘(三钱)　云苓皮(五钱)　藿香(半梗半叶,二钱)　银花(三钱)　姜半夏(五钱)　蔻仁(一钱)　猪苓(三钱)　小枳实(三钱)　橘皮(三钱)　杏仁(三钱)　炒黄芩(三钱)

煮三杯,分三次服。

初三日　阳亢于上,不寐,脉洪数,口渴,恶人与火,与阖阳明法。

生石膏(二两)　苡仁(五钱)　炒知母(三钱)　茯苓块(三钱)　杏仁(三钱)　炒黄芩(三钱)　姜半夏(三钱)　蔻仁(一钱)　生甘草(二钱)

煮三杯,分三次服。

初四日　气上阻胸,不寐。

云苓块(五钱)　生苡仁(五钱)　白蔻(一钱)　旋覆花(包,三钱)　杏仁泥(三钱)　姜半夏(五钱)　香附(三钱)　炒黄芩(三钱)　橘皮(三钱)　小枳实(三钱)　炒黄连(一钱五分)　生姜汁(每杯冲三小匙)

煮三杯,分三次服。

初五日　即于前方内去旋覆花,减小枳实一钱。

初六日　伏暑夹肝郁,不寐、烦躁虽减而未除。

云苓皮(五钱)　滑石(六钱)　炒黄芩(四钱)　姜半夏(五钱)　苡仁(五钱)　炒黄连(一钱)　杏仁泥(四钱)　郁金(二钱)　白豆蔻(一钱)　旋覆花(包,三钱)　香附(二钱)　生甘草

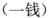

（一钱）

　　煮三杯,分三次服。

　　初七日　嗳甚,即于前方内加代赭石六钱,再服两帖。

　　初九日　伏暑已愈七八,惟胸膈不舒,腹微痛,小便赤,余邪未净。

　　茯苓(五钱)　炒黄芩(三钱)　郁金(二钱)　苡仁(五钱)白蔻仁(一钱五分)　香附(三钱)　半夏(五钱)　炒黄连(八分)橘皮(三钱)　杏仁(三钱)　淡吴萸(炒,八分)

　　煮三杯,分三次服。

　　初十日　伏暑小愈后,又感燥金秋气,胸痞痛,舌起新苔,六脉弦紧,与温法。

　　茯苓(连皮,五钱)　姜半夏(五钱)　淡吴萸(二钱)　桂枝(三钱)　生苡仁(三钱)　藿香梗(三钱)　良姜(三钱)　川连(与茱萸同炒,八分)　姜汁(每杯冲三茶匙)　川椒炭(三钱)广皮(三钱)

　　煮三杯,分三次服。

　　十一日　新感又减,惟夜间头痛。

　　桂枝(三钱)　焦白芍(二钱)　广皮(三钱)　茯苓(连皮,五钱)　川椒炭(三钱)　吴萸(二钱)　半夏(五钱)　炒小茴香(三钱)　黄连(与茱萸同炒,八分)　苡仁(五钱)

　　煮三杯,分三次服。

　　十二日　头痛已止,旧有之癥瘕上攻胃口,有妨于食,脉弦紧,多汗。

　　桂枝(五钱)　公丁香(一钱)　吴萸(三钱)　云苓(五钱)川椒炭(三钱)　半夏(五钱)　黄连(茱萸同炒,八分)　炒小茴香(二钱)　橘皮(三钱)　良姜(二钱)

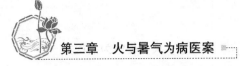

煮三杯,分三次服。外服化癥回生丹一钱。

十四日　胃中之痛与烦躁,系新受之燥气;腹中痞块上攻,系旧有之燥气,十数年之久。新旧并病,猝难速愈。

茯苓块(五钱)　吴萸(三钱)　川椒炭(三钱)　姜半夏(五钱)　栝蒌皮(二钱)　黄连(茱萸同炒,一钱)　高良姜(二钱)　广皮(三钱)　归横须(一钱)　公丁香(一钱)

煮三杯,分三次服。二帖。外间服化瘕回生丹一钱。

十六日　大用阳刚,胃痛稍减,未申后阴气旺,犹不爽,胸痞,阴邪未尽退也。

半夏(五钱)　茯苓块(五钱)　厚朴(三钱)　吴萸(二钱)　川椒炭(四钱)　广皮(三钱)　黄连、吴萸(黄酒同炒,一钱)　小枳实(三钱)　生姜(三片)　良姜(二钱)　公丁香(一钱)

煮三杯,分三次服。二帖。仍间服化癥回生丹一钱。

十八日　燥气之胸痞痛,与纯刚大燥,七日方解。议病减者减其制。

茯苓块(四钱)　猪苓(三钱)　藿香梗(三钱)　姜半夏(四钱)　厚朴(二钱)　生苡仁(二钱)　川椒炭(三钱)　橘皮(二钱)　炒黄芩(一钱五分)

煮三杯,分三次服。三帖。仍间服化瘕回生丹一钱。

廿一日　诸症向安,惟病后气弱,旧有之癥瘕未除。法宜通补阳气,兼之调和营卫。

茯苓(三钱)　焦白芍(二钱)　广皮(三钱)　桂枝(三钱)　柏子霜(三钱)　生姜(二片)　半夏(三钱)　白蔻仁(一钱)　胶枣(去核,二枚)　苡仁(三钱)　川椒炭(一钱)

煮三杯,分三次服。四帖。

廿五日　诸症皆愈,惟欲便先痛,便后痛减。当责之积重,

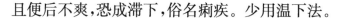

且便后不爽,恐成滞下,俗名痢疾。少用温下法。

生大黄(黄酒炒半黑,一钱五分)　厚朴(二钱)　川椒炭(二钱)　熟附子(制,二钱)　广皮炭(三钱)　良姜(二钱)　南楂炭(三钱)　炒神曲(三钱)

煮二杯,分二次服。服一帖,如仍痛,又服一帖。

廿九日　阴邪愈后,兼有癥瘕,无补阴之理,即阳药中之守补者亦不可用。

茯苓(五钱)　姜半夏(五钱)　橘皮(三钱)　桂枝(三钱)焦白芍(三钱)　生姜(三片)　苡仁(五钱)　炒小茴香(三钱)

煮三杯,分三次服。服二帖后,凡五钱改作三钱,凡三钱改作二钱,再服三五帖。俟大能饮食,早晚各服化癥回生丹一钱,以腹中癥瘕化尽为度。(《吴鞠通医案》)

【评析】辛卯年,阳明燥金司天,少阴君火在泉,发病时为四之气太阴湿土主气。初诊患者脉洪数,为暑邪伤及脾肺两经,故身热泄泻、腹微胀痛。暑邪夹湿,故口不甚渴;邪热伤及心营,则昼夜不寐、烦躁不安,故吴鞠通以清热利湿、芳香化浊之法治疗。初十日,患者复感凉燥,新感燥邪,邪气伤肺,胸痞痛,六脉弦紧,故以温肺散邪之法;十二日、十四日新感燥气与旧之癥瘕相合,新病加故疾,故以温中散寒、理气化积之法治疗;二十一日,以通阳补气、调和营卫之法治疗;二十五日,恐凉燥内盛,所以用温下法;二十九日,诸证悉愈,以温药补之。

14. 暑热挟湿

杨二八　暑热必挟湿,吸气而受,先伤于上,故仲景伤寒先分六经,河间温热须究三焦。大凡暑热伤气,湿着阻气。肺主一身周行之气,位高,为手太阴经。据述病样,面赤足冷,上脘痛塞,其为上焦受病显著。缘平素善饮,胃中湿热久伏,辛温燥裂,

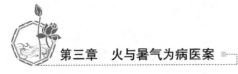

不但肺病不合，而胃中湿热，得燥热锢闭，下利稀水，即协热下利。故黄连苦寒，每进必利甚者，苦寒以胜其辛热，药味尚留于胃底也。然与初受之肺邪无当。此石膏辛寒，辛先入肺，知母为味清凉，为胃之母气。然不明肺邪，徒日生津，焉是至理。昔孙真人未诊先问，最不误事。再据主家说及病起两旬，从无汗泄。经云："暑当汗出勿止。"气分窒塞，日久热侵入血中，咯痰带血，舌红赤不甚渴饮。上焦不解，漫延中下，此皆急清三焦，是第一章旨。故热病之瘀热留络，而为遗毒，注腑肠而为洞利，便为束手无策。再论：湿乃重浊之邪，热为熏蒸之气，热处湿中，蒸淫之气，上迫清窍，耳为失聪，不与少阳耳聋同例。青蒿减柴胡一等，亦是少阳本药。且大病如大敌，选药若选将，苟非慎重，鲜克有济。议三焦分清，治从河间法。

飞滑石　生石膏　寒水石　大杏仁　炒黄竹茹　川通草莹白金汁　金银花露

又暮诊，诊脉后，腹胸肌腠，登现瘾疹，气分湿热，原有暗泄之机。早间所谈余邪遗热，必兼解毒者为此。下午进药后，诊脉较大于早晨，神识亦如前。但舌赤，中心甚干燥，身体扪之，热甚于早间。此阴分亦被热气蒸伤，瘦人虑其液涸，然痰咯不清、养阴药无往而非腻滞。议得早进清膈一剂，而三焦热秽之蓄，当用紫雪丹二三匙，借其芳香，宣窍逐秽，斯涸热可解，浊痰不粘。继此调理之方，清营分，滋胃汁，始可瞻顾。其宿垢欲去，犹在旬日之外，古人谓"下不嫌迟"，非臆说也。

知母　竹叶心　连翘心　炒川贝　竹沥　犀角　元参　金汁　银花露

又，一剂后用：

竹叶心　知母　绿豆皮　元参　鲜生地　金银花

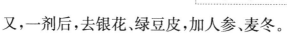

又,一剂后,去银花、绿豆皮,加人参、麦冬。

又,初十申刻诊,经月时邪,脉形小数。小为病退,数为余热。故皮腠麸脱,气血有流行之义;思食欲餐,胃中有醒豁之机,皆佳兆也。第舌赤而中心黄苔,热蒸既久,胃津与阴液俱伤,致咽物咽中若阻,溺溲尿管犹痛,咯痰浓厚,宿垢未下。若急遽攻夺,恐真阴更涸矣。此存阴为主,而清腑兼之,故乱进食物,便是助热。惟清淡之味,与病不悖。自来热病,最怕食后劳后,举世共闻,非臆说也。

细生地　元参心　知母　炒川贝　麦冬　地骨皮　银花露
竹沥

又,脉证如昨,仍议滋清阴分余热,佐清上脘热痰,照昨日方去地骨皮、银花露,加盐水炒橘红。

暑必挟湿,二者皆伤气分,从鼻吸而受,必先犯肺,乃上焦病。治法以辛凉微苦,气分上焦廓清则愈。惜乎专以陶书六经看病,仍是与风寒先表后里之药,致邪之在上漫延,结锢四十余日不解。非初受六经,不须再辨其谬。《经》云:"病自上受者,治其上。"援引《经》义以论治病,非邪僻也。宗河间法。

杏仁　知母　瓜蒌皮　半夏　姜汁　白蔻仁　石膏　竹沥

又脉神颇安,昨午发疹,先有寒战。盖此病起于湿热,当此无汗。肌腠气窒至肤间,皮脱如麸,犹未能全泄其邪。风疹再发,乃湿因战栗为解,一月以来病魔,而肌无膏泽,瘦削枯槁。古谓瘦人之病,虑涸其阴,阴液不充,补之以味。然腥膻浊味,徒助上焦热痰,无益培阴养液。况宿滞未去,肠胃气尚窒钝,必淡薄调理,上气清爽,痰热不至复聚。从来三时热病,怕反复于病后之复。当此九仞,幸加意留神为上。

元参心　细生地　银花　知母　生甘草　川贝　丹皮　橘

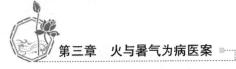

红 竹沥(《临证指南医案》)

【评析】该患者为暑热挟湿,伤及气分,暑湿弥漫三焦,邪热壅盛。患者病势严重,叶天士先用河间桂苓甘露饮法清泄暑湿;二诊见腹胸肌腠癍疹,舌赤中心干燥,身体扪之,热甚于早间,痰咳不清等,叶天士拟"清营分,滋胃汁"与"芳香宣窍逐秽"法,制定加味清宫汤。后吴鞠通以此创立三石汤等暑湿治法。如《温病条辨》云:"暑温蔓延三焦,舌滑微黄,邪在气分者,三石汤主之;邪气久留,舌绛苔少,热搏血分者,加味清宫汤主之;神识不清,热闭内窍者,先与紫雪丹,再与清宫汤。"

15. 暑邪热呃

东山席士俊者,暑月感冒,邪留上焦,神昏呃逆,医者以为坏证不治,进以参、附等药,呃益甚。余曰:此热呃也,呃在上焦。令食西瓜,群医大哗。病者闻余言即欲食,食之呃渐止,进以清降之药,二剂而诸病渐愈。又有戚沈君伦者,年七十,时邪内陷而呃逆,是时余有扬州之行,乃嘱相好尤君在泾曰:此热呃也,君以枇杷叶、鲜芦根等清降之品饮之必愈。尤君依余治之亦痊。盖呃逆本有二因:由于虚寒,逆从脐下而起,其根在肾,为难治;由于热者,逆止在胸臆间,其根在胃,为易治,轻重悬绝。世人谓之冷呃,而概从寒治,无不死者,死之后,则云凡呃逆者,俱为绝证。不知无病之人,先冷物,后热物,冷热相争,亦可呃逆,不治自愈,人所共见,何不思也。(《中医古籍珍本集成·洄溪医案》)

【评析】该患者为暑热感冒,暑热邪气干犯胃气,胃气上逆而呃逆。庸医不明晰辨证,妄用温补,导致热盛神昏,呃逆更甚。暑热邪气当以清凉之品治疗,徐大椿以西瓜、枇杷叶、鲜芦根等清降之品治疗暑邪,正是"无毒治病,十去其九"(《素问·五常政大论》),故热退身凉,呃逆痊愈。

16. 热极津枯

常熟席湘北患暑热证,已十余日,身如炽炭,手不可近,烦躁昏沉。聚诸汗药,终无点汗。余曰:热极津枯,汗何从生? 处以滋润清芳之品。三剂头先有汗,渐及手臂,继及遍身而热解。盖发汗有二法:湿邪则用香燥之药,发汗即以去湿;燥病则用滋润之药,滋水即以作汗。其理易知,而医者茫然,可慨也。(《中医古籍珍本集成·洄溪医案》)

【评析】暑热邪气伤及阴液,故暑温气分有汗。患者烦躁神昏,伤及血分,热极津枯,汗无化源,故以养阴之药,咸寒、甘苦之品,滋水发汗,即《素问·至真要大论》所云"热淫于内,治以咸寒,佐以甘苦"。

17. 暑疟误治

韩正甫患疟,越医王某进以柴、桂、姜、朴等药,势乃剧。所亲何新之知为药误,改用清解而不效,始乞诊于孟英。脉数而右更滑大搏指,胸闷不堪,溲赤而渴,苔极垢腻,以凉膈散去芒硝、甘草,合雪羹加厚朴、杏仁、石膏、半夏、石菖蒲。投四帖,频下宿垢,各恙皆减,改投轻清以涤余邪,遂以向愈。

其时渠兄贡甫之室,患疟初起,肢麻且冷,口渴苔黄,眩瞀善呕,心烦无寐。孟英诊曰:此亦暑湿为疟,不可温散者。而越医劝服术、朴、姜、椒等药,病家闻用温化,恪信弗疑。二剂后,呕渴愈甚,经不当期而至,四肢终日不温,汗频出而热不休。再邀孟英诊之,脉渐伏。曰:此热深厥深之谓也,温燥热补,切弗再服。病家不信,另招张某、黄某会诊。金云阴暑,宜舍时从证,径用姜、附、六君,加萸、桂、沉香等药服之,肢愈冷,药愈重。八剂后,血脱如崩而逝。即以春间为贡甫所治之棺瘗焉,岂非数已早定耶! 故虽一家之中,同时之病,而疑信不同,死生判别,况春间贡

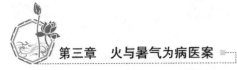

甫之病,治有成效,尚蹈此辙,无怪乎求未经目击温热之害者,宜其以服凉解药为可耻矣。(《王孟英医学全书·王氏医案三编》)

【评析】疟病为暑湿热三邪交蒸于内,又为外寒所伤,故寒热往来,应明辨寒热而治之。前案韩正甫,脉滑大搏指,溲赤而渴,苔极垢腻,均为热盛于里,故以凉膈散治之,遂以向愈。后案患者,暑湿疟初起,脉伏肢厥,热盛厥深,故越医认为阴证。但患者口渴舌黄,心烦不寐,服用温药而经水忽至,皆属于热盛之象,合而观之,断其为热深厥深。无奈他医及病家误信温补,误认为属于阴暑证,"舍时从证",终致病重而亡。

18. 暑疟

新秋汪子与室寡居患疟,范某叠进小柴胡法,昏热欲厥,腹痛汗淋,人皆危之。乃祖朱椿年太史逆孟英往视。两尺空数,左关弦寸溢,右寸关滑驶。曰:此真阴素亏,腹有聚气,吸受暑热,最忌升提。与元参、西洋参、百合、竹叶、莲子心、鳖甲、牡蛎、楝实、小麦、黄连等药,两剂而减。其族人谓疟禁凉剂,而尺脉无根,苟非温补,猝变可虞,母家不从,两疑莫决,因请乩方服之。数日后势复剧,苔渐黑。伊父朱次膺仍乞援于孟英。及诊脉更数于前,因于前法中加犀角,两帖而安。续以滋潜善其后而愈。(《王孟英医学全书·王氏医案三编》)

【评析】暑热邪气伤及肝肾之阴,故不宜用柴胡、桂枝剂。范某误用小柴胡,遂伤及肝阴,又未详辨证候,妄用温补,伤及真阴,导致尺脉无根。然而病家不信医,妄听人言,"两疑莫决,因请乩方服之",导致"数日后势复剧,苔渐黑"。王孟英拨乱反正,仍以滋阴潜阳、扶助正气的治法治疗,故两帖而安。疟证治疗,应根据发作节气、患者证候辨证论治。《景岳全书》云:"治疟当辨寒热,寒胜者即为阴证,热胜者即为阳证。"

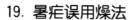

19. 暑疟误用燥法

汤振甫患疟于嘉兴，医知为暑，与清解法，转为泄泻，以为暑去而湿存，改用温燥，泻益甚而发热不休，神气昏瞀，因而束手，令其买棹旋杭。所亲陈雪舫延孟英视之。苔黑面红，胸间拒按，便如胶漆，小溲全无，谵妄耳聋，不眠善笑，脉则洪数而芤。予黄连、黄柏、黄芩、银花、石斛、栀子、楝实、知母、蒌仁、元参为方，绿豆煎清汤煮药，调下神犀丹。四剂而胸次渐舒，稍啜稀粥，便色渐正，小溲亦通，乃去神犀、楝、柏，加生地、石膏。服三日热净神清，脉来柔缓，以甘凉养液十余剂而瘳。大凡温热暑证，而大解溏泄者，正是热邪下行，岂可误投温燥之药，反助燎原之势哉！（《王孟英医学全书·王氏医案三编》）

【评析】该患者为伤暑之后，发为疟病，暑热清解之后，转为泄泻，为热邪下行，当根据患者情况明辨寒热治疗，不能单纯以泻为暑去湿盛，反而用温燥之法。前医误治，妄用温燥，导致"泻益甚而发热不休，神气昏瞀"。本案详细辨证，症状与脉象合参，以清热凉解的方药配合绿豆汤、神犀丹清解药毒，后以甘凉养液之法治疗，故十余剂而瘳。

20. 热疟

何永昌者，孟英之舆人也。其妻病疟，间二日而作。乃母曰："疟不可服官料药。"径服签方，旬日后势甚危。永昌乞孟英救之，脉沉细而数，尺为甚，口渴，目不欲张，两腰收痛，宛如锥刺，寒少热多，心慌不能把握。曰："异哉病也！此暑入足少阴之证。喻氏所谓汗、下、温三法皆不可行者。若病在别家，虑其未必我信，病在汝而求诊于我，事非偶然也。汝母云官料药不可治疟，此语出于何书？而药别官私，何人所创？既官料之勿服，则私料更不可妄试矣！殊属可嗤！然是证若延医诊，非表散即温

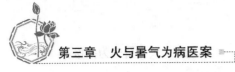

补,不可谓非汝母之一得也。"

疏方:元参(八钱)　龟板、石斛(各一两)　地骨皮(六钱)　知母(五钱)　桑叶、金银花(各四钱)　花粉(三钱)　丹皮(二钱)

今用大砂锅煎而频服,不必限剂。服三日,疟断而各恙皆减,粥食渐进,不劳余药而起。(《王孟英医学全书·王氏医案续编》)

【评析】本案为暑热疟证,患者又误服温补药物,导致肾水被邪热所伤,因此重用滋阴之品,频服以救肾水。

21. 热疟伤阴,暑邪深入

石北涯之大令媳患疟,壮热如焚,背微恶冷,汗多大渴,舌绛神烦,不食不眠,奄奄一息。亟迓孟英诊之。脉细数而芤,知其阴分久亏,暑邪深入,遂予白虎汤去米,加西洋参、元参、犀角、竹叶、银花、石斛为方,六剂而愈。人皆闻而异之,孟英曰:见病治病耳,何异之有?然与见疟治疟,而不治其所以疟者,固有异焉。(《王孟英医学全书·王氏医案三编》)

【评析】本案为暑热伤阴,证见口大渴、汗大出、舌绛、壮热,除脉洪大均为白虎汤证。脉细数而芤,为暑热伤阴。王孟英以白虎汤加减,从气分论治,故六剂而愈。

22. 暑湿痰盛,患疟于秋

顾云垞,体丰年迈,患疟于秋,脉芤而稍有歇止。孟英曰:"芤者,暑也;歇止者,痰阻气机之流行也,大忌温补以助邪气。"及与清解蠲痰之法,病不少减,而大便带血。孟英曰:"暑湿无形之气,而平素多痰,邪反得以盘踞,颇似有形之病。清解不克胜其任,气血皆受其滋扰。必攻去其痰,使邪无依附而病自去,切勿以高年而畏峻药。"伊侄桂生少府,亦精于医者也,闻之极口称是,遂以桃仁承气汤加西洋参、滑石、芩、连、橘红、贝母、石斛为方,送礞石滚痰丸。乃郎石甫孝廉云:"此药在他人必畏而不敢服。我昔年曾患暑湿证,深悉温补之不可轻试,况高明所见相同,更何疑乎?"径服二剂,下黏痰污血甚多,疟即不作,仍以清润法善后而康。(《王孟英医学全书·王氏医案三编》)

【评析】本案为暑湿兼有痰邪。王孟英认为温病多兼痰,其在《重庆堂随笔》云:"痰,古作淡,显系二火搏水以成痰也。"万密斋尝云:"人之有痰,犹木之有津,时令大热,草木流津,痰自热生,此明验也。痰犹水也,附气自行,过颡在山,岂水之性哉?乃搏激使之也。故雄谓胃火盛则饮食生痰,痰愈盛则肥浓愈嗜者是也。肝火炽则津液凝,痰愈盛则筋络愈燥者是也。痰因火动,理自不诬。"后医尊王孟英之法,采用桃仁承气汤加减泻下热邪,配合礞石滚痰丸清泄痰涎,故二剂则泻下污血,疟即不作。

23. 暑闭诸窍

余寓郡中林家巷,时值盛暑,优人某之母,忽呕吐厥僵,其形如尸,而齿噤不开,已办后事矣。居停之,仆怂优求救于余。余因近邻往诊,以箸启其齿,咬箸不能出。余曰:此暑邪闭塞诸窍耳。以紫金锭二粒水磨灌之得下,再服清暑通气之方。明日,余泛舟游虎阜,其室临河,一老妪坐窗口榻上,仿佛病者。归访之,是夜黄昏即能言,更服煎剂而全愈。此等治法,极浅极易,而知者绝少。盖邪逆上诸窍皆闭,非芳香通灵之药,不能即令通达,徒以煎剂灌之,即使中病,亦不能入于经窍,况又误用相反之药,岂能起死回生乎?(《中医古籍珍本集成·洄溪医案》)

【评析】该患者为暑热邪气蒙蔽心包,窍道闭塞,因此以紫金锭研磨之后,使窍道开通,药物能入,再以清暑通气方治疗取效。

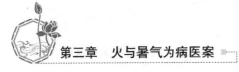

24. 触冒暑热

暑热时邪,病经二十日,诸法具备,何必问途于蹇足,既承触暑相招,勉尔挥汗撰方。

川连　半夏　生甘草　淡芩　茯苓　生姜

此证原属胃乏冲和之气而起,要之,冲和之气即太和元气,位天地,育万物,无非此气,少有不足,已非所宜,况大有所损乎!拙见宜谢绝一切,高养山斋,饵以药石,廓然世外,庶几霍然,若在操觚莲幕,非所宜也。吾闻君子赠人以言,爱人以德,故琐屑及此。

旋覆花　木瓜　生谷芽　炙草　代赭石　白芍　糯米汁

病更节后,医历多人,朝张言热,暮李论寒,脏腑各有受盛,运气各有翕辟,眇尔一躯,遍尝补泻,不病亦病矣。宜守正持法,幸勿好大喜功。

当归建中汤。(《薛雪医案・三家医案合刻・薛生白卷》)

【评析】患者平素胃气不足,触冒暑热,病经十二日,暑多挟湿,故薛雪(生白)以黄连、黄芩清热,茯苓、半夏利水行湿,生姜降逆,甘草调和诸药,调和胃气,清热祛暑;二诊后胃气上逆,故以旋覆代赭汤加减,养护胃阴;三诊诸证悉愈,以当归建中汤温补脾胃,扶助正气。

25. 相火淋证

施家泾一佣工,姓张,壬午患微寒微热,小溲淋涩,其痛难支。视其面赤苔黄,诊得尺脉洪实,乃湿热下注,相火有余之淋症也。予石韦、楝、滑、葵子等品,送滋肾丸,三服而安。(《慎五堂治验录》)

【评析】壬午年,少阴君火司天,阳明燥金在泉。该患者肝火内盛,相火有余,发为湿热淋证,故用疏肝清热、养阴滋肾的方

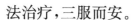

法治疗,三服而安。

26. 君相不和,发为癫狂

　　陀　五十九岁　病由情志而伤,中年下焦精气不固。上年露痱中之萌,近因情志重伤,又届相火主令,君火司天,君火客气,内与本身君火相火相应,以致肝风鸱张,初起如狂。医者仍然攻风劫痰,大用辛温刚燥,复以苦寒直下,是助贼为虐也。现在左脉实大坚牢,大非佳兆,勉与紫雪丹定瘛疭肢厥,而泄有余之客热,再以定风珠济不足之真阴,而息内风之震动。如果病有回机,神色稍清,再议后法。

　　紫雪丹二两,每服二钱,二时一服,以神清为度。牙关紧闭用乌梅蘸醋擦牙根,其牙即开。

　　直大生地(一两)　生白芍(一两)　生鳖甲(一两)　炙甘草(六钱)　真阿胶(四钱)　麻仁(四钱)　麦冬(八钱,连心)　左牡蛎(八钱)　蚌水(半酒杯,冷开水冲入)　鸡子黄(二枚,药煮成去渣后和入,上火一二沸)

　　煮成三碗,渣再煮两碗,共成五碗,四刻服半碗,尽剂再作服。

　　二十日　左脉仍然牢固,较昨日诸症俱减,舌苔黄黑,尺肤热,阳明络现。昨谓不止本身虚热,且有客气加临,非虚语也,汤药仍照前方,再以清营汤,化牛黄丸、紫雪丹辈,二时一次。

　　连翘(三钱,连心)　玄参心(五钱)　麦冬(五钱,连心)　莲子心(钱半)　鲜竹叶(三钱,卷心)　煮一大碗。

　　服牛黄丸、紫雪丹时,即以此汤化服。

　　二十一日　瘛疭肢厥虽止,其狂如故,会厌不利,脉仍牢固数大。按:阳盛并于上则狂,的系阳火有余,非极苦之药,直折其上盛之威,其势未必得减。况小肠火腑,非苦不通,火降痰也因

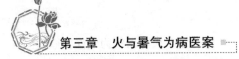

之而降,其会厌庶几可得利矣。

洋芦荟(三钱) 真雅连(三钱) 龙胆草(三钱) 生白芍(六钱) 知母(六钱) 细生地(六钱) 丹皮(八钱) 麦冬(八钱,不去心) 玄参(五钱) 犀角(八钱,先煎代水)

头煎三碗,今日服,二煎两碗,明早服。二帖半。

二十四日 脉气大减,但阳升阴络,机窍不灵,议兼清会厌胆络之热。

羚羊角(三钱) 龙胆草(钱半) 知母(三钱) 钩藤(二钱) 连翘(钱半) 桑叶(钱半) 洋芦荟(钱半) 直生地(三钱) 麦冬(三钱,连心)

煮成三杯,外米醋杯半,每药一茶杯,冲入半酒杯,今晚一帖,明早一贴。

二十五日 于前方内加石膏二两。

二十六日 稍进糜粥,觉勇力培常,舌红黑,脉亦较昨日实大,犹为阳火有余。

芦荟(四钱) 龙胆草(三钱) 雅连(四钱) 犀角(六钱) 丹皮(五钱) 细生地(四钱) 麦冬(五钱,不去心) 知母(五钱) 米醋(每药一杯,冲入杯半)

浓煎三杯,分三次服,渣再煮二杯,明早服。

二十七日 于前方内加铁落一两,煎汤代水。铁落,即铁铺中打铁时所落铁皮片。

初二日 诸症与脉皆减,然未以净,苦药犹不能减也,颊肿系客气,议加辛凉。

芦荟(三钱) 龙胆草(三钱) 真犀角(五钱) 丹皮(五钱) 麦冬(六钱,连心) 雅连(三钱) 知母(四钱) 羚羊角(三钱) 连翘(三钱) 钩藤钩(三钱) 银花(三钱) 铁落(水煎)

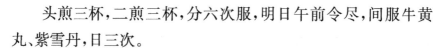

头煎三杯,二煎三杯,分六次服,明日午前令尽,间服牛黄丸、紫雪丹,日三次。

初三日于前方内加生地八钱。(《吴鞠通医案》)

【评析】发病年为少阴君火司天,阳明燥金在泉,发病为三之气少阴君火加临少阳相火,二火相逢,人体感之从而发病。患者肾精亏虚,又兼情志所伤,肝风内动,相火亢盛。前医未明确辨证,先攻风劫痰之品伤及阴液,再以苦寒直下伤及阳气,导致邪热内陷,瘛疭肢厥。吴鞠通先"急则治其标",以紫雪丹开窍醒神,再以定风珠滋阴息风;二十日,因症见邪热传营血,热与血结致瘀,舌苔黄黑,故以清营汤加减牛黄、紫雪,开窍醒神,清营透热;二十一日,热毒上扰心神所致,故在清营汤基础上,加犀角清心凉血解毒、玄参滋阴清热解毒,配伍龙胆草大苦大寒,上泻肝胆实火,下清下焦湿热,知母、芦荟助泄湿热并滋阴生津,丹皮清热凉血、活血散瘀;二十四日,脉气大减,故热邪消减,苦寒之品量减,加桑叶清透肺热而润肺,连翘辛寒质轻,清透膈上浮游之热,钩藤苦微寒,清热平肝息风;二十五日,加辛甘大寒之石膏透热转气;二十六日,患者病情反复,余邪未净,复用辛苦大寒之品清热解毒、凉血散瘀为主;二十七日,加铁落镇心宁神为主;初二日、初三日,余邪未净,加银花、连翘辛凉透表,清热解毒,透散其表。

27. 阳明热痢

一人夏月远行劳倦,归感热证,下痢脓血,身如燔炙,舌黑而燥,夜多谵语。林北海视之曰:"此阳明病也,不当作痢治,但脉已散乱,忽有忽无,状类虾游,殆不可治。"其家固请用药。林曰:"阳明热甚,当速解其毒,在古人亦必急下之以存真阴之气。然是证之源,由于劳倦,阳邪内灼,脉已无阴,若骤下之,则毒留而

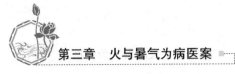

阴绝,死不治矣。"勉与养阴,以冀万一。用熟地一两,生地、麦冬、归、芍、甘草、枸杞佐之。戒其家曰:"汗至乃活。"服后热不减,而谵语益狂悖,但血痢不下,身有微汗,略出即止。林诊之,则脉已接续分明,洪数鼓指,喜曰:"今生矣。"仍用前方,去生地,加萸肉、丹皮、山药、枣仁,连服六帖。谵妄昏热不减,其家欲求更方,林执不可。又二日,诊其脉始敛而圆,乃用四顺清凉饮子加熟地一两、大黄五钱,下黑矢而诸证顿愈。越二日,忽复狂谵发热,喘急口渴,举家惶惑,谓今必死矣。林笑曰:"岂忘吾言乎,得汗即活矣。此缘下后阴气已至,而无以鼓动之,则营卫不洽,汗无从生,不汗则虚邪不得外达,故内沸而复也。"病从阳入,必从阳解。遂投白术一两,干姜三钱,甘草一钱,归、芍各三钱。尽剂,汗如注,酣卧至晓,病良已。(《古今医案按》)

【评析】本案患者夏日远行劳倦,感受暑热邪气,邪热内陷阳明,破血妄行,脉气散乱,正虚邪实,不任攻伐。故林北海以大剂养阴,服后虽然热势不减,但是患者脉象接续,又以大剂清热药物连续服用,因此"下黑矢而诸证顿愈"。越二日,暑热余邪未净,正气亏虚则邪不能出,所以用白术、甘草、干姜、当归、白芍治疗,服后"汗如注,酣卧至晓,病良已"。

28. 冬日温病

张路玉治徐君育,素禀阴虚多火,且有脾约便血证,十月间患冬温,发热咽痛,里医用麻黄、杏仁、半夏、枳、橘之属,遂喘逆,倚息不得卧,声飒加哑,头面赤热,手足逆冷,右手寸关虚大微数,此热伤手太阴气分也。与葳蕤、甘草等药不应,为制猪肤汤一瓯,令隔汤顿热。不时挑服,三日声清,终剂而痛如失。(《古今医案按》)

【评析】本案患者阴虚内热,素有脾约证,又感受温邪,发为冬温。前医以伤寒误诊，邪热内入，灼伤肺阴。张路玉以猪肤汤滋阴润燥，热邪得解，病愈。

29. 冬温复感寒邪

张路玉又治陆中行室，年二十余，腊月中旬患咳嗽，捱过半月，病热少减，新正五日，复咳倍前，自汗体倦，咽喉干痛。至元夕，忽微恶寒发热。明日转为腹痛自利，手足逆冷，咽痛异常。又三日，则咳唾脓血。张诊其脉，轻取微数，寻之则仍不数，寸口似动而软，尺部略重则无。审其脉证，寒热难分，颇似仲景厥阴例中麻黄升麻汤证。盖始本冬温，所伤原不为重，故咳至半月渐减，乃勉力支持岁事，过于劳役，伤其脾肺之气，故咳复甚于前。至望夜忽憎寒发热，来日遂自利厥逆者，当是病中体疏，复感寒邪之故。热邪既伤于内，寒邪复加于外，寒闭热邪，不得外散，势必内奔而为自利，致邪传少阴厥阴，而为咽喉不利，唾脓血也。虽伤寒大下后，与伤热后自利不同，而寒热错杂则一，遂与麻黄升麻汤。一剂，肢体微汗，手足温暖，自利即止。明日诊之，脉亦向和，嗣后与异功、生脉合服，数剂而安。（《古今医案按》）

【评析】本案患者感受冬温，后又劳倦，正气亏虚，又被寒邪所伤，外寒内热。寒闭体表，热邪无出路，故邪热下行，发为下利，故以驱逐外寒为主，以麻黄升麻汤，使邪气随之而散，汗出利止；后以异功散、生脉散平补脾胃，兼以滋阴，数剂而安。

30. 诸痛痒疮，皆属于心

江汝洁治一妇人，患上身至头面俱痒，刺痛起块，众医皆谓大风等症。江诊得左手三部俱细，右手三部皆微实，大都六脉俱数。经曰：微者为虚，弱者为虚，细者气血俱虚。盖心主血，肝藏血，乃血虚无疑，肾藏精属水，其部见微，乃为水不足，水既不足，相火妄行无制，以致此疾。经曰：诸痛疮痒，皆属心火。右手寸

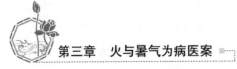

脉实,实者阳也。《脉经》曰:诸阳为热,乃热在肺分,火克金故也。且肺主皮毛,皮毛之疾,肺气主之。胸膈及皮毛之疾,为至高之疾也。右关微为实,乃火在土分,土得火则燥,肌肉之间,脾气主之,肌肉及皮毛痛痒,皆火热在上明矣。右尺微实,火居火位,两火合明,阳多阴少。治宜补水以制火,养金以伐木。若作风治,未免以火济火,以燥益燥也。乃以生地黄、白芍各一钱,参、芪各六分,连翘、丹皮各六分,麦冬八分,柏皮、防风、甘草各四分,五味子九粒,黄连四分,水煎温服。渣内加苦参一两,再煎洗。十数剂而安。(《名医类案》)

【评析】该患者素体肝肾阴虚,心血不足,阴虚则内热,相火无制,火热之邪伤及皮毛,所以"治风先治血,血行风自灭",以水济火,养金伐木,故十数剂而安。

31. 诸禁鼓栗,如丧神守,皆属于热

一妇六月卒死,遍体俱冷,无汗,六脉俱伏,三日不醒,但气未绝耳。众用四逆理中,亦不能纳。四日后,慎斋诊之,仍无脉,念人一二日无脉立死,今三日不死,此脉伏也,热极似寒耳。用水湿青布放身上,一时身热,遂饮冷水五六碗,反言渴,又一碗,大汗出,后用补中益气加黄柏,十帖愈。(《古今医案按》)

【评析】热极似寒为热邪炽盛,体表失于温煦,出现一身俱冷、手足厥逆等类似寒证的证候。以病机十九条言,此即"诸禁鼓栗,如丧神守,皆属于热"之重症。即《素问玄机原病式》云:"故诸战栗者,表之阳气与邪热并甚于里,热极而水化制之,故寒栗也。虽尔,为热极于里,乃火极而似水化也。"

32. 火郁痹痛

汪石山治一人,年逾三十,神色怯弱,七月患热淋,诸药不效。至十一月行房方愈。正月复作,亦行房而愈。三月伤寒,咳

嗽有痰,兼事烦恼,延至十月少愈。后复作,服芦吸散而愈。但身热不解,因服小便,腹内膨胀,小腹作痛。后又因晚卧,左胁有气触上,痛不能睡,饮食减半,四肢无力。食则腹胀痛或泻,兼胸膈饱闷,口舌干燥,夜卧盗汗,从腰以下常冷,久坐腰痛脚软。手心常热,诊左手心脉浮数而滑,肾肝二脉沉弱颇缓;右手肺脉虚浮而快,脾脉偏弦而快,命门散弱而快。

次日再诊,心肝二脉细软,稍不见快矣;肾脉过于弱,肺脉浮软,亦不见快;脾脉颇软,命门过浮,略坚。汪曰:膀胱者,津液之府,气化出焉。淋者由气馁不能运化,故津液郁结为热而然也。房后而愈者,郁结流利而热自解矣。三月天日和煦,何得伤寒?多由肺气不足,莫能护卫皮毛,故为风邪所袭。郁热而动其肺,以致痰嗽也。得芦吸散而愈者,以辛温豁散痰与热也。嗽止身热不退者,由嗽久肺虚,虚则脾弱,脾肺之气不能荣养皮毛,故热作也。《经》曰:形寒饮冷则伤肺。又曰:脾胃喜湿而恶寒。今服小便之寒凉,宁不愈伤其脾肺耶。是以腹胀作痛,胁气触上,或泻或汗,种种诸病,皆由损其脾肺也。时或变易不常者,亦由气血两虚,虚而为盈,难乎有常矣。遂用参、芪各二钱,茯苓、白术一钱,归身、牛膝七分,厚朴、陈皮、木香、甘草各五分,薄桂三分。煎服二十余帖,诸证悉退。后因梳头劳倦,诸证复作。汪诊脉与前颇同,但不数不快耳。仍用参、芪各三钱,麦冬、归身、厚朴、枳实、甘草等剂,愈。(《古今医案按》)

【评析】该患者平素劳欲太过,神色怯弱,均为脾肺不足的表现。热淋时愈,时不愈,皆因气血亏虚,正气不能自持,邪气随六气变化而导致。若正气充足则不病。七月患热淋,诸药不效,至十一月、正月天气肃降,寒水主气,行房则内热随元精外脱,所以自愈,但元气已伤,冬不藏精。至春季肺气虚衰不运,为风邪

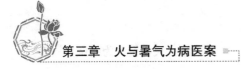

所伤,故用芦吸散辛温化痰能解。患者病情复杂,除脾肺受损,肝肾亦被伤,汪石山采取平补脾肾之法,培土生金,脾胃充实则阴平阳秘,方能痊愈。

33. 热厥

一人七月病上辰昏晕,下午不言,昏睡一日不醒,人叫不应,身凉不食,不寒不热,皆曰阴证。议用理中、四逆。周慎斋诊其脉,沉小带伏。曰:内有火邪也,故小便一二日不解,延至夜不醒。周曰:此真火也。其妻曰:前日房事,如何是火?周曰:夜有房事,内虚又劳,热甚。夫干热从虚入,则阴气将绝,以水救之则可。取冷水一桶。饮至五碗,病者曰渴,饮至七碗,大汗如雨,病者曰饿,吃粥一碗。用补中益气汤加炮姜、泽泻,温中泻冷水而愈。(《古今医案按》)

【评析】该患者平素房事不节,素体亏虚,热邪乘虚而至,阴气将绝。周慎斋在《慎斋遗书》中云:"人身之内,凡火有五也。心火宜清,燥火宜润,温以和之,龙火宜从其性,心火、阳明燥火、三焦壮火、雷火、龙火是壮火宜寒以泻之,雷火微则敛以平之,甚则以热导之。"故以冷水清内热,后以补中益气汤温补中气,故泻冷水而愈。

34. 伏火泄泻

慎斋又治一妇,五月间身凉,自言内热,水泻二月,一日数次,小水绝无,大便俱水,自言上热极,下冻死。腰腿足俱冷,腹痛如冰。或一时发热,不欲近衣。或一时怕冷,遍身尽然。夜至天明,面目红肿,药之不愈。六脉洪大,此伏火也。火性炎上,故上热下冷耳。用四物汤加柴胡、葛根、升麻、甘草、栀子、黄芩、黄柏。二帖,小水行,泻止。复发牙疼,三日不愈,用黄芪建中汤加附子,一服。(《古今医案按》)

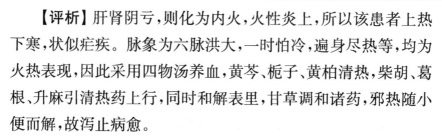

【评析】肝肾阴亏，则化为内火，火性炎上，所以该患者上热下寒，状似疟疾。脉象为六脉洪大，一时怕冷，遍身尽热等，均为火热表现，因此采用四物汤养血，黄芩、栀子、黄柏清热，柴胡、葛根、升麻引清热药上行，同时和解表里，甘草调和诸药，邪热随小便而解，故泻止病愈。

35. 伤暑夹食

张路玉治金鲁公。触热，劳形，醉饱不谨后受凉，遂发热头痛，胀满喘逆，大汗如蒸，面赤戴阳，足冷阳缩，脉弦数无力。曰："此伤暑夹食而复夹阴也。"与大顺散一服，不应。转胀急不安，因与枳实理中加厚朴、大黄，是夜更衣二次，身凉足暖而痊。（《古今医案按》）

【评析】该患者为形神劳倦、饮食不节之后触冒暑邪，暑热格拒，导致面赤戴阳，状似伤寒，实则为暑热炽盛，因此张路玉以枳实理中汤加大黄、厚朴泻下食积，热邪随之而下，病愈。

36. 伤暑自汗

滑伯仁治临安沈君彰。自汗如雨不止，面赤身热，口燥心烦，居楼中，当盛暑，帷幕周密，自云至虚亡阳，服术、附药已数剂。伯仁诊其脉，虚而洪数，视其舌上苔黄，曰前药误矣。轻病重治，医者死之。《素问》曰：必先岁气，毋伐天和。术附之热，其可轻用以犯时令耶。又曰：脉虚身热，得之伤暑，暑家本多汗，加以刚剂，脉洪数则病益甚。悉令撤幔开窗，初亦难之。少顷，渐觉清爽，为制黄连人参白虎等汤，三进而汗止大半，诸证稍解，又兼以既济汤，渴用冰水调天水散，服七日而病悉去。后遍身发疡疹，更服防风通圣散，乃已。（《古今医案按》）

【评析】本案暑热邪气充斥阳明，汗出身热，烦躁口渴，脉虚洪数，患者误服术、附导致变证。滑伯仁以黄连人参白虎汤清泄

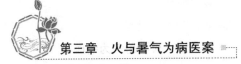

热邪，三进而汗止大半，诸证稍解；后以既济汤加天水散调治，服七日病悉去。

37. 暑温

身热不得汗解，舌色黄中带黑，并有芒刺，脉象模糊，神色时清时浊，昏昏欲睡。此伏邪郁滞少阳，不能宣达于外，恐传变阴经，勿可轻视。暂用解肌达表，以望转关。

柴胡　葛根　郁金　省头草　杏仁　淡豆豉　赤苓　姜皮半夏　广皮

复诊，得汗后遍体复热，心烦膈闷，谅表邪已泄，少阳热结未舒。宜育阴兼苦泄，以能开里结，标本兼治。

川连　花粉　鲜斛　大麦芽　麦冬　川贝　苏子　生甘草

又诊，神色较前稍安，而热势犹然，舌苔干燥，脉象软数。总由阴分亏而温邪伏郁三焦，以致缠绵不退。仍用济阴清热法。

鲜斛　麦冬　郁金　青蒿　川贝　连翘　花粉　灯心（《温病大成·何元长先生医案》）

【评析】患者感受暑温邪气，伏邪郁滞少阳，不能外达。若邪气内陷，则为难治，故何元长以解肌达表法，祛邪外出；二诊表邪已清，余邪未净，所以养阴清热，兼以散结，标本兼治；三诊，暑热伤及营阴，余邪藏于三焦，邪热不退，所以用养阴清热法，清解热邪。

38. 暑热瘛疭

常六世兄（方伯第二郎）。面红目赤，身热不扬，呓语欲狂，瘛疭不定，七日眼不能合，足冷，舌白而滑，小便涓滴俱无，服清暑凉剂，烦躁愈增，汗不能出，脉象浮洪，重按不能应指。此盛暑房后贪凉所致，已现拒阳证象，恐其阳越而脱，急用温下托汗法。

大熟地（一两，炒枯）　炒黑干姜（三钱）　制附子一钱五分

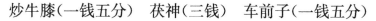

炒牛膝（一钱五分）　茯神（三钱）　车前子（一钱五分）

和入童便一小杯，冰水调匀，凉服。

又，昨服理阴煎加减，至二鼓，竟得安睡，周身微汗，神智少清，自述头痛如烙，口渴索饮，身体炽热，胸悗兼胀，脉形已敛，右关独见洪实，舌苔黄厚而干。此阴寒既去，暑湿夹食之症已现，急用凉膈散加减。

连翘（三钱）　生军（三钱）　炒栀子（三钱）　黄芩（一钱五分）　生石膏（五钱）　枳实（一钱）　槟榔（二钱）　飞滑石（三钱）　生甘草（五分）　薄荷（五分）　竹叶（十片）

二剂，先服一剂，得便即止后剂。

又，昨进初剂，脘中微痛，气欲下行，虽未即便，头痛身热顿止。二进后一时许，腹中大痛，二便齐下，多而且畅，胸宽思食，进粥一盂，倦怠欲睡，晨醒汗出周遍，病已豁然，但觉神弱倦甚，脉平而软，自应少扶正气。

人参（一钱，另煎冲）　大麦冬（一钱五分）　瓜蒌皮（二钱，米炒）　炒生地（三钱）　白扁豆（三钱）　茯苓（三钱）　炒薏米（三钱）　橘白（五分）　炙甘草（五分）

五剂后可停煎剂，饮食清淡自安。

问此症状如中暑，凶险已极，诸医剂用清凉，亦是无伐天和之意，今独以附子理阴得效。随又用凉膈通腑而愈，何也？曰：轻年好内之人，盛暑最多阴证，彼自恃强壮，毫无顾忌，日间饮酒食炙，胃中湿热已聚，加以入房之后，恶热露宿，故见此症。又复饮以凉剂，正是雪上加霜，虽在盛暑，脉洪而软，舌白而滑，足冷无汗，格阳之势已现，非姜附理阴不可，然佐以童便，引之直下，和以冰水，防其拒格，即冷香饮子意也。迨阴寒即消，暑湿夹食之证方出，北人内燥，若不即用凉膈扫荡，又恐邪热劫津，致变他

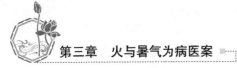

证,仍防病重药轻,二剂继进,所谓兵贵神速也,病去既速,正气尚不大伤,只需人参养胃加减调之足矣。至于甫用理阴即改凉膈,似乎自相矛盾,不知随机应变,古人此法甚多,余不过依样葫芦而已。若徒执一不变,以自护其两歧之迹,竟至误人身命,其罪可胜道欤? 愿明眼者识之。(《吴门治验录》)

【评析】本案饮食不节,房劳过度之后,露宿房后,导致寒邪直中,又感受盛暑热邪,导致寒热错杂。初诊,患者寒闭体表,足冷、舌白而滑,皆为里寒证的表邪;面红目赤,身热不扬,均为暑热证的表现。服凉药后,药未祛邪;寒邪入里,伤及阳气,烦躁、无汗、脉浮而洪,均为虚阳外越,故用温下,使寒邪从下而出。二诊,寒邪去而热证现,暑湿夹食,故法用凉膈散加减;三诊邪去正虚,故以人参养胃汤加减调理。

39. 虚劳中暑

龚玉屏子椿官体本瘦弱,十六岁自在扬管店务,当事亦太早。忽受暑而归,发热头眩,倦怠少气,心烦渴饮,天柱倾欹欲倒。予用人参白虎汤,其家以时症用参为疑。予曰:“先天气弱,暑又伤气,脉象数而甚虚,非参不可,且必佳参。汝等不信,多请先生斟酌,当可决疑。”再三敦嘱而去。是时天气炎热,病症甚多,予至晚回家,则其叔守园坐等已久。予一见即问:“尔侄服药何知?”曰:“尚未。”问:“何以不服?”曰:“君教我多请先生斟酌,我连请七人矣。”问:“伊等云何?”曰:“止钱谨扬先生欲改用党参,徐寿东先生以为君当不错,其余皆以为不可用参。内有焦医尤以为不可,曰:‘时邪用参,如吃红矾,入腹必死。’众言如此,不得不疑。而寒家素服君药,无有不效,又不敢服他人之药,特再候教。”予曰:“予只道此法平常,医者当无不解。今若此,更何言? 但令侄今日不服此药,明日即不救,子速回府制药与服,倘有不测,予当偿命!"送至门,又嘱曰:"予愿偿命,君或不肯,此方参一钱,银三十两,倘有不测,予定当罚出;君纵不要,听凭散与穷苦,予决不食言。若不服,至不救,其责在子!"次日大早往视,已一药而愈矣。嗟乎!医道之不明也,竟至于是耶!《经》云:"热伤气。"又云:"壮火食气。"盛夏酷热,烁石流金,未有不伤气分者,故治之必顾气分。孙真人生脉散,东垣清暑益气汤,丹溪十味香薷饮,皆人人共见之方,未有不用参者。至人参白虎汤乃《金匮》中暍门专主之方。《金匮》乃医圣仲景之书,是不足法,更何法也?夫椿官之症乃中暑,非时邪也。时邪者,春当暖反凉,夏当热反寒,秋当凉反暖,冬当寒反温,为四时不正之气,感而病者,谓之时邪。至风、寒、暑、湿、燥、火,此六气者,应时而至,本天地之正气,人或不慎,感之而病,直谓之中寒、中暑而已,不得混谓时邪也!今椿官当暑中暑,而混指为时邪,症且不知何,竟谤予之用药哉!论椿官之虚弱,清暑益气可用,因其大渴欲饮,恐黄芪、二术过于温补而燥,故用人参白虎。予本细心斟酌,尚几为若辈所误!椿官幸免矣,而当世之冤魂何可胜数哉!(《中国医学大成续集·仿寓意草》)

【评析】本案为虚人中暑,暑入气分,气阴两伤,故以白虎加人参汤主之。李冠仙认为六淫致病与时邪致病应加以鉴别,"时邪者,春当暖反凉,夏当热反寒,秋当凉反暖,冬当寒反温,为四时不正之气,感而病者,谓之时邪。至风、寒、暑、湿、燥、火,此六气者,应时而至,本天地之正气,人或不慎,感之而病,直谓之中寒、中暑而已,不得混谓时邪也!"

40. 暑湿误治

刾西白泥墩王东屏,年五十二,当六月中旬躬亲斛谷,兼之奔走日中,暑湿合而成疾,但暑多而湿少耳。医者只知湿能化

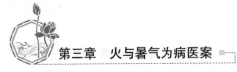

热,用猪苓、泽泻、苍术、厚朴、砂仁、香薷、薄荷等味利湿清热,意以湿去而暑无所依,治湿即所以治暑,法似不谬,而无如病日加重焉。盖暑必挟湿,而究属无形,汗解固不可,渗利亦不得从事。兹按脉浮而虚,舌苔微白,身热心烦,口渴溺赤,不时汗出,其暑之较甚于湿也明矣。宜重用醋制半夏,加赤苓、生甘草、淡竹叶、大豆卷、广皮之属,即千金消暑丸加法也。服数剂而诸证悉平。

五日后忽尔泻痢交作,汗出恶寒,转侧无力。余曰:"前医利湿大过,势必至此,舍附子理中汤,其无别法。"病家疑补之太骤,时茹麓泉先生主其讲席,素知余医脱尽时下习气,命放胆服之,定可见效,果一剂而痢减汗收,频索粥饮;接服三四剂而霍然。

不意饮食过度,脾乃受伤,不数日而食复,旋作发热口渴,日夜不安。用枳壳、栀子、豆豉、赤苓、姜夏调胃气以消宿食,数剂而愈。嗣是一日食厚粥三碗,渐加五碗,胃口大开。甫及一旬而精神爽慧,步履轻捷,自房而堂而厅毫不介意,而不知劳复寓焉。未几浑身壮热,语言昏沉,渐即于危。以补中益气汤、参芪建中汤相继服之,五六剂而劳复乃瘳。其子欣然曰:"家严食、劳二复接踵而至,今得脱然无累,非先生不及此。"余曰:"令尊体质素虚,日下病虽愈,恐后不无他变。"语毕,东屏唤诊,余以其脉虚中带数,左尺尤甚,近日小溲应有碍。询之,果云亥时起小便已数点滴沥,早间犹是,然亦无所苦。越二日而频数如淋,溺已而痛。补中益气汤加茯苓、桂枝,四日之间频服,八剂而小溲大通。举家喜出望外,谓今而后可卜无虞。谁知一日大解多时,衣裳单薄,忽然洒洒恶寒,少顷大热如焚,午后更甚,终日只食稀粥一碗。东屏谓其人曰:"吾病牵延至今,人非木石,其何以堪! 倘胃气一败,万无生理。"言至此,泣数行下矣。比余至,抬手一拱云:"先生救命。"诊视后,麓泉问余曰:"病何反复乃尔?"余谓:"虚人大病后，势必至此，况年臻花甲者乎？"许服小柴胡汤二三剂可愈。服一剂如故，二剂将入口，旁人乘间劝请竺葵庄一诊，以证余方是否。葵庄因余旧相识，因背余而请，不令会面。伊也不及问，匆匆间诊得脉沉小而虚，舌色微红，错认秋后晚发，邪已入营，今晚必神昏谵语，书一清营热方而去。举家失色，彷徨无措。麓泉持其方，纳袖中，姑致诘问："今日病势退否？"余谓："日晡当热退身凉，夜半食粥。"麓泉乃出袖中方见示。余直言之曰："服此病变奈何？待至夜半乃知。"于是麓泉默尔而退。命速速进第二剂小柴胡汤，服后病退，果符余言。东屏堂弟某者，即所谓旁人也，趋余前而言曰："今观先生治病效可预，必方之神、识之卓也。吾辈倾心拜服，不敢妄参末议。"举座俯首无词。麓泉莞尔而笑曰："不相形，何以见拙？"余曰："拙岂待相形见耶？"次朝诊脉处方，以理中汤加黄芪，嘱服二十剂再商，乃不及十剂而饮食加，气力生，周全户庭，无殊平日。不惟戚族忽以为喜，即东屏亦幸立可复元而差自慰耳，忽夜间多寤少寐，转辗之余，思欲小溲，始稍阻滞，继而点滴不通，茎中热痛，不可名状，星夜求救。余诊视良久曰："前此小便闭塞，以气化不及州都，补中益气加茯苓、桂枝得愈；今乃土虚不能生金，金竭水涸。"以金水相生一法，遂以生黄芪、生仙居术、生米仁、生赤小豆、生甘草补土生金，金旺则水旺。乃隔二隔三之治也。再加栀子仁以清无根屈曲之火。但此方须服四五剂，病乃得愈。

　　崇仁某，东屏婿也，适来省病，即荐某医治。谓："渠吾所深信，来斯一诊，庶沉疴可去。"东屏从之，麓泉不敢隐，旋明告余曰："东屏请某先生去矣，彼来能拟何方？"余曰："若论彼胆识，书五苓散犹不甚谬，否则一利水套方而已。"彼果用五苓散，而妄减桂枝、白术，加滑石、通草，大失经旨。盖五苓散全赖桂枝化气，

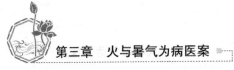

使水归其壑;白术补土筑堤防,使水不泛澜。去此二味,适自行其陋耳。服之祸不旋踵。东屏闻言,其药遂不敢入口。余谓麓泉曰:"但求眼前通顺而用利水之剂,万一肾水告竭,溲便自遗,恐神水金丹亦无济矣。"是以余方服四剂,而小溲始得如常。五六日后,忽一夜小水解二便壶,与饮一溲三无异。嘱以原方去栀子、米仁,加附子、补骨脂,服十余剂自然全愈。然则服补剂尚有此危证,倘服彼渗剂,今岂犹有命耶?余于医一道素不肯居人后,东屏病变多端,费更数医,俱未能幸中一剂。余方自始至终无一不验,其相去为何如也。麓泉起而承之曰:"此病非东屏不生,非守愚莫医,数十年后,其犹知守愚医东屏病一事。"(《温病大成·医案梦记》)

【评析】本案为暑湿误治医案,发病为四之气太阴湿土主气。患者年老体虚,以暑热见证,身热心烦,口渴溺赤,不时汗出,兼有湿邪郁阻气机,起病急骤。前医不辨病机,仅利湿清热,而未清暑,徐守愚明辨暑湿之多少,故以千金消暑丸加减,服之诸证悉除;二诊泄痢交作,为前医误用利湿,伤及阳气,所以用理中汤调理胃气,胃阳复而病除;三诊、四诊,患者养护不慎,"病热少愈,食肉则复,多食则遗,此其禁也"(《素问·热论》),属食复、劳复,以补中益气之法调理脾胃,故效。

41. 相火为病治验

丙申相火司天治验 丙申季夏相火主之而暑最盛。文学陈云飏母,年六旬余矣,以体肥畏暑喜迎风坐。忽扑地,扶起而病下血者两旬日。医皆作痢治,无验。延予至已不省人事,面色黧悴,痰声如雷。诊得脉沉浮如线,予谓此属相火之气,为风邪拂郁,并于肠胃,故下血耳。先贤有云:凡病人日数虽多,但见脉浮者,其邪尚在表,犹当取汗。然夏令表剂莫妙于香薷饮者,疏原

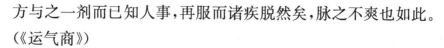

方与之一剂而已知人事,再服而诸疾脱然矣,脉之不爽也如此。(《运气商》)

【评析】申年的司天之气为少阳相火,患病时间为暑热最盛之季夏,时值客气三之气少阳相火之时。该患者体素肥怕热,少阳相火当令之时,感受风邪,少阳相火之气被风邪所引,风火痰交结,并于肠胃,故昏仆、痰声如雷,但脉象浮,说明邪尚在表,当发汗解表。

42. 暑挟湿寒治验

庚午暑挟湿寒治验 庚午仲夏之朔,斯时溽暑早来,以岁支属午君火司天也,故气化先一步至。予偶步河梁间,仰见云气在中,微雨在下,烈日居上。日既酷烈,湿郁乎下矣。因私揣,谓人有感斯气而不作疾者乎! 及抵舍,大雨如注,从午至申方止。惟雨大而且久,阴寒之气大作,顷刻间炎蒸变而为凄冷,俨然暮秋光景。予时臆逆当有三疾变见,得先一日暑热之气者,宜与香薷黄连祛暑之剂清之;得湿热郁蒸之气而病者,当与感冒轻解之剂散之;得最后暴寒之气所袭者,宜与平胃、五苓辛温药矣。次日及门者,一如前三法治之,毫发不爽。惟所感或有浅深,而治法亦因之损益耳。(《运气商》)

【评析】年支为午的年份,司天之气是少阴君火。该年仲夏之际,主气少阳相火与客气少阴君火相逢,时逢太阴湿土之气气化先至,致使溽暑早至,阴雨大作,烈日于上,其病机及证治不外三种情况:暑热之气胜者,感受暑热之气而病者,方用香薷黄连祛暑之剂以清热;感受湿热郁蒸之气而病者,方用感冒轻解之剂以散邪;感受暴寒之气而病者,方用平胃散、五苓散辛温之剂以解表。

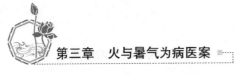

43. 三气二火治验

庚午三气二火治验 庚午三气二火重见,当季夏时暑令盛行,时适科考。嘉湖文学俱僦居昭庆寺,然皆挟舟迢递数百里,冒暑而来,靡不感暑而病疟者。如桐乡钱平湖张嘉兴卜诸文学,咸命予诊治。予惟以香薷、石膏、柴苓等解散暑邪。一投剂而寒热立止,比时有道古法而用清脾饮及常山、槟榔、半夏诸药,鲜获效者,盖半夏原属辛燥之物,最为暑令所忌。况人当三伏时,无病亦渴,岂病暑者而反能以此收功耶?明者当自鉴之。(《运气商》)

【评析】庚午年,少阴君火司天,主气三之气为少阳相火,少阴君火加临少阳相火,故二火重见。疟者寒热往来,常用之方药常山、半夏等以截疟。然中医之道"天人相应"与辨证论治,当天时之气以暑热为主,科考之士多感受暑热之邪而发病。夏月解表之香薷,清里热之石膏,解表里之柴胡,都是据天时、辨人证,不拘泥于常法,守《黄帝内经》五运六气天地变化之道,所以能见药止病。

44. 相火客邪治验

壬申相火客邪治验 壬申仲夏,谏议凌俊辅尊翁年岁望七,过武林寓昭庆上方,偶感客邪,夜则身热。自疑体虚服滋阴药,五七日不愈。惟竟日昏睡不思汤饮,面色带赤而气粗。召予诊视,脉尚浮弦。因疏清解方,以便燥数日不通,再加酒制黄连。是夕即去宿垢,而天明则身热皆净矣。夫药之中的,真如桴鼓相应,其症似难于速效,而药反以平易见功。贵在辨识精明于脉形神色,而求之也。第治高年人疾,剂勿宜猛尔。(《运气商》)

【评析】壬申年,少阳相火司天,感邪发病,当为热证、火证。年老之人,素体偏虚,火热之邪多伤阴液,服滋阴药病不解除,是药不对证又敛邪于内,而外感之邪仍居于表,故见面赤、燥便而脉有浮象。以清热解表之方,加黄连清火热之药,是表里双解之法,不论外邪内邪,都是清火热之邪为先,正是去除少阳相火之天时为邪,外邪除、内火消,故药到病除,才有桴鼓相应之效。

45. 初气相火治验

甲戌初气相火治验　甲戌初气相火为政,二月初旬,予邻传与梅公,病咳嗽痰中见血。予作外感治,与解表药而愈。然斯时病此者,众病家多疑弱症,犹豫不定,而予独以理解之得风邪散即止。若误作阴虚治,而投补剂使风邪不得发泄,则寒热不已,传而为骨蒸矣。盖君相之火,其化为热,血得热则妄行,故其候多见鼻衄、吐血诸症。即素有阴虚疾者,值此热化之令,而其病亦随发然,亦不宜骤与寒凉致火性拂逆,必先以辛平之剂,如桔梗、前胡、薄荷、苏子、贝母、橘红之类,使气得顺适而调畅,则火邪易伏,然后以滋阴药继之而取效乃神。盖火势慓悍,若违其性而折之,则愈猖獗矣,故曰火郁发之也。又,气属阳,气有余便是火,令顺其气、使之降,即所以降火也。气降则阳气交于阴,坎离既济而人身泰矣,疾其有不愈者乎!(《运气商》)

【评析】甲戌之岁,太阳寒水司天,初之气少阳相火加临厥阴风木。咳嗽而痰中带血,为里证之症状,然外证亦可有此症状,是少阳相火之病机使然。火邪郁于内,血得热而妄行,亦可有鼻衄、吐血等症状。《黄帝内经》论治"火郁发之",是顺应火热之升散之性,发越于外,治以辛剂,又火邪伏于内而伤于阴,故继以滋阴之药,此水火既济、坎离相合之意。总之,调治之法上应天时之变,内合阴阳之理,才能治病去疾显效。

第四章

湿气为病医案

一、概述

1. 运气主时

湿气在五运中属于土运,属于太阴湿土主气。湿气"在天为湿,在地为土"。湿气为长夏的主持,五运中的三之运、六气中的四之气均在长夏湿气盛行的季节。

五运主时。主运的三之运自芒种节后十日至处暑之后二十一天,共计七十三日零五刻。《素问·五运行大论》云:"土主甲己。"岁运中,自然界出现湿土太过的表现年份为六甲年、六辛年,其中六甲年土运太过,六辛年为岁水不及、湿土克水的兼化年份。客运中,甲己年的初之运、戊癸年的二之运、丁壬年的三之运、丙辛年的四之运、乙庚年的五之运均有湿气盛行之现象。

六气主时。六气中,太阴湿土为主气中的四之气,交气时间为大暑日,到秋分节气为止,共计六十日又八十七刻半。《素问·五运行大论》云:"丑未之上,太阴主之。"丑未年为太阴湿土司天,辰戌年为太阴湿土在泉。客气中,卯酉年的初之气,寅申年的二之气,丑未年的三之气,子午年的四之气,巳亥年的五之气,辰戌年的终之气均为太阴湿土所主。自然界中的湿气正常

114

的情况下，长夏季节潮湿、多雨，阳热亦盛，热气蒸腾，湿气充斥，万物被湿气滋润，生长茂盛。自然界中的土气太过会变成湿淫，亦称为湿邪，从而导致疾病发生。湿气为病，多发生在以太阴湿土客气司天、在泉或为间气的相应月份，也容易发生在土运太过或木运不及的年份。湿气太过或不及，均能导致自然界的气候异常。

2. 藏气法时

太阴湿土之气内系脾脏，脾脏主时为长夏，具有稼穑之性。《素问·藏气法时论》云："脾主长夏，足太阴阳明主治，其日戊己。"土气行于夏秋之交，湿为长夏季的主气。《素问·阴阳应象大论》云："中央生湿，湿生土。"脾气为五脏六腑的化源之本，经络气机的枢纽。脾气宜升，胃气宜降。正如《素问玄机原病式》云："五脏六腑，四肢百骸，受气皆在于脾胃，土湿润而已。"脾气在长夏之时升发。如《素问·诊要经终论》云："三月四月，天气正方，地气定发，人气在脾。"脾气的升降浮沉与自然界的长夏时令升发一样，在人体中起到推陈发新的作用，这种作用也影响到五脏气机的变化。脾的气化主要有以下四点：

脾主长夏，寄旺四时。人体脏腑气机受到四时影响，所以脾的主时因脾的气化而具有多重性。如《中藏经》云："脾者土也……王于四季，正王长夏。"脾主长夏说明的是脾的本气主时，脾属土、湿，长夏时节处于夏季与秋季交节之间，因此阳热炽盛，湿热弥漫，多雨而潮湿，即"脾主长夏"。脾寄旺四时，自然界中，土气为万物之根本，所以四季皆由土气作用，五运六气理论也重视土气的作用，认为土生万物。在人体中，脾为后天之本，脾气贯通于五脏之中，所以脾气寄旺于四时。如《素问·太阴阳明论》云："脾者土也，治中央，常以四时长四脏，各十八日寄治，不

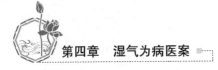

得独主于时也。"

脾为"五脏之使"，胃为"五脏之市"。脾胃为人体气机的枢纽，也是人体水谷运化的基础。正如《素问·刺禁论》云："脾为之使，胃为之市。"脾胃运化水谷的作用体现在脾胃能把水谷转化为精血，从而输布全身。如《素问·经脉别论》云："食气入胃，散精于肝，淫气于筋。食气入胃，浊气归心，淫精于脉。脉气流经，经气归于肺，肺朝百脉，输精于皮毛。""饮入于胃，游溢精气，上输于脾，脾气散精，上归于肺，通调水道，下输膀胱。"详细阐述了饮食水谷入于胃后，经过受纳、腐熟、转化将水谷精微转化成人体精血，传输于五脏。即五脏六腑所藏精气的来源之一，便是脾胃所化生的人体精血，此即土气敦阜之性在脏腑的体现。脾胃运化水谷正常，则人体正气充足，不受外界邪气的侵害。如《脾胃论》云："元气之充足，皆由脾胃之气无所伤，而后能资养元气，若胃气本弱，饮食自倍，则脾胃之气即伤，而元气亦不能充，而诸病之气由生也。"

维持气机升降。脾胃运化人体气机主要体现在脾胃气机是维持人体气机升降，使人体气化保持稳态，防止五脏气机的过亢或不足。如《脾胃论》云："盖胃为水谷之海，饮食入胃，而精气先输脾归肺，上行春夏之令，以滋养周身，乃清气为天者也；升已而下输膀胱，行秋冬之令，为传化糟粕，转味而出，乃浊阴为地者也。"脾胃的气机变化如同自然界的四季变化一样，脾气上升则肝气、心火随之上行，胃气下降则肺气、肾水随之下行，四肢百骸能得到精气的润养。正如《素问·阴阳应象大论》云："故清阳出上窍，浊阴出下窍。清阳发腠理，浊阴走五脏。清阳实四肢，浊阴归六腑。"

脾主后天，肾主先天。自然界中，水土是生命之源。在人体中,脾运化水谷精微,化生气血为后天之本,肾藏精气,为先天之本,二者关系密切,是生命活动的根本。如《景岳全书》云:"人之始生,本乎精血之源;人之既生,由乎水谷之养。非精血,无以立形体之基;非水谷,无以成形体之壮……是以水谷之海本赖先天为之主,而精血之海又必赖后天为之资。"

人的水液运化与输布也与脾胃与肾相关,即"胃者,肾之关也"。脾胃运化水液须要得肾阳的温煦蒸化。肾、膀胱维持人体的水液平衡,又依靠脾胃对水液的输布。脾肾的气化正常,人体的气机才能正常运转。

3. 致病机理

湿气为病的病因病机在《素问·至真要大论》中归纳为"诸痉项强,皆属于湿""诸湿肿满,皆属于脾"。湿淫主要发生在长夏季节中,同时湿淫往往也产生于潮湿环境之中。叶天士在《临证指南医案》中指出:"湿为重浊有质之邪。若从外而受者,皆由地中之气升腾;从内而生者,皆由脾阳之不运。虽云雾露雨湿,上先受之;地中潮湿,下先受之。然雾露雨湿,亦必由地气上升而致。若地气不升,则天气不降,皆成燥症矣,何湿之有?其伤人也,或从上,或从下,或遍体皆受,此论外感之湿邪,著于肌躯者也。"

湿淫为重浊秽浊的邪气,"因于湿,首如裹",往往导致头身困重,大小便混浊、白带异常。湿淫藏匿于脏腑经络之中,导致清阳不能实四肢,则发生着痹。湿性黏滞则导致人体气机阻滞,脾胃不能运化,导致胸闷、纳呆、呕逆等病。

湿淫属土,伤及脾胃。如《素问·六元正纪大论》云:"湿胜则濡泄,甚则水闭胕肿。"湿邪影响脾胃运化水湿,往往会导致腹胀、浮肿,即"诸湿肿满,皆属于脾"。

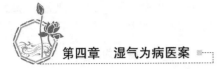

脾肾先天后天互济,湿淫往往会从脾胃向肾转化。如《素问·气交变大论》云:"岁土太过,雨湿流行,肾水受邪,民病腹痛、清厥。"因此,治疗湿淫为病,往往要脾肾兼治,才能取得良好的疗效。

4. 司岁备物与用药

主运、客运为土运时,或者主气、客气、司天在泉之气为太阴湿土时,应储备具有补益脾土、甘味的药物。如陈修园在《神农本草经读》中指出:"如太阴土气司岁,则收取芪、术、参、苓、山药、黄精之土类。"张元素在《医学启源》中提出该类药物为"湿化成中央",共计21味,即黄芪、人参、甘草、当归、熟地黄、半夏、白术、苍术、橘皮、青皮、藿香、槟榔、广茂、京三棱、阿胶、诃子、桃仁、杏仁、大麦蘖、紫草、苏木。

太阴湿土司天时,应采用"治以苦热,佐以酸淡。以苦燥之,以淡泄之"的治疗原则,遣方用药。如《三因极一病证方论》采用备化汤治疗太阴司天导致的疾病。

备化汤　治丑未之岁,太阴司天,太阳在泉,气化运行先天……治法宜酸苦以平其上,甘温以治其下,以苦燥之温之,甚则发之泄之,赞其阳火,令御其寒。

木瓜(酸温)　茯神(甘淡)　牛膝(苦酸)　附子(苦辛热)地黄(甘寒)　覆盆子(甘温)　甘草(甘平)　生姜(辛温)

自大寒至春分,依原方。自春分至小满,去附子,加天麻、防风。自小满至大暑,加泽泻。自大暑至秋分、小雪、大寒,并依原方。

二、医案评析

1. 伤湿泄泻

罗谦甫治参政商公,年六旬余。原有胃虚之症,至元己巳夏上都住，时值六月，霖雨大作，连日不止，因公务劳役过度，致饮食失节，每旦则脐腹作痛，肠鸣自利，须去一二行，乃少定，不喜饮食，懒于言语，身体倦困。罗诊其脉，沉缓而弦，参政以年高气弱，脾胃素有虚寒之证，加之霖雨，及劳役饮食失节，重虚中气。《难经》云：饮食劳倦则伤脾，不足而往，有余随之。若岁火不及，寒乃大行，民病鹜溏。今脾胃正气不足，肾水必挟木势，反来侮土，乃薄所不胜，乘所胜也。此疾非甘辛大热之剂，则不能泻水补土（舍时从症）。虽夏暑之时，有用热远热之戒。又云：有假者反之，是从权而治其急也。《内经》云：寒淫于内，治以辛热。干姜、附子，辛甘大热，以泻寒水，用以为君；脾不足者，以甘补之，人参、白术、甘草、陈皮，苦甘温，以补脾土；胃寒则不欲食，以生姜、草豆蔻辛温，治客寒犯胃，厚朴辛温，厚肠胃，白茯苓甘平，助姜附以导寒湿，白芍药酸微寒，补金泻木，以防热伤肺气，为佐也。不数服良愈。（《名医类案》）。

【评析】己巳年，岁运为土运不及，风木之气偏盛，上半年为厥阴风木司天，主运土受风木克制，下半年少阳相火在泉，火气主事。患者本有胃虚之症，时值六月上半年，厥阴风木盛行，克伤脾胃又适逢霖雨大作连日不止，又因公务劳役过度致饮食失节，脾胃本来虚弱，大雨连连，脾阳被湿邪扼制，导致脾胃更加虚弱，又被湿邪所困。故以健脾和胃、温阳化湿之法，用干姜、附子，辛甘大热药温阳化湿，生姜、草豆蔻辛温，温补脾胃，用甘味人参、白术补益脾胃之气，愈。

2. 寒湿黄疸变证

至元丙寅六月，时雨霖霪，人多病湿瘟。真定韩君祥，因劳役过度，渴饮凉茶，及食冷物，遂病头痛，肢节亦疼，身体沉重，胸满不食。自以为外感内伤，用通圣散二服，添身体困甚。医以百

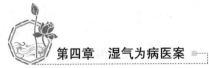

解散发其汗（汗）。越四日，以小柴胡汤二服，复加烦热躁渴。又六日，以三一承气汤下之（下），躁渴尤甚。又投白虎加人参、柴胡饮子之类（清），病愈增。又易医，用黄连解毒汤、朱砂膏、至宝丹之类，至十七日后，病势转增，传变身目俱黄，肢体沉重，背恶寒，皮肤冷，心下痞硬，按之则痛（心下痛，按之硬，手少阴受寒，足少阴血滞，执按之而痛为实，则误），眼涩（眼涩，湿毒）不欲开，目睛不了了，懒言语，自汗，小便利，大便了而不了（此痞痛，按之痛为阴症，故小便利，大便了而未了，理中汤佳）。罗诊其脉紧细（寒），按之空虚（下焦无阳也），两寸脉短，不及本位。此证得之因时热而多饮冷，加以寒凉寒药过度，助水乘心，反来侮土，先因其母，后薄其子。经曰：薄所不胜，乘所胜也。时值霖雨，乃寒湿相合，此为阴症发黄明也（身无汗，际颈而还，小便不利，则发黄。今身自汗，小便利而发黄，明属寒湿）。罗以茵陈附子干姜汤主之（茵陈附子干姜汤：附子、干姜、半夏、草豆蔻、白术、陈皮、泽泻、枳实、茵陈、生姜）。《内经》云：寒淫于内，治以甘热，佐以苦辛。湿淫所胜，平以苦热，以淡渗之，以苦燥之。附子、干姜辛甘大热，散其中寒，故以为主；半夏、草豆蔻辛热，白术、陈皮苦甘温，健脾燥湿，故以为臣；生姜辛温以散之，泽泻甘平以渗之，枳实苦微寒，泄其痞满，茵陈苦微寒，其气轻浮，佐以姜、附，能去肤腠间寒湿而退其黄，故为佐使也。煎服一两，前症减半，再服悉去。又与理中汤服之，数日，气得平复。或者难曰：发黄皆以为热，今暑隆盛之时，又以热药，治之而愈，何也？（此辨不可少）罗曰：主乎理耳。成无己云：阴症有二，一者始外伤寒邪，阴经受之，或因食冷物，伤太阴经也；一者始得阳症，以寒治之，寒凉过度，变阳为阴也。今君祥因天令暑热，冷物伤脾，过服寒凉，阴气太胜，阳气欲绝，加以阴成寒湿相合发而为黄也。仲景所谓当于寒湿中求之。李思顺云:解之而寒凉过剂,泻之而逐寇伤君。正以此耳。圣贤之制,岂敢越哉? 或曰:洁古之学,有自来矣。(《名医类案》)

【评析】丙寅之年,岁运为水运太过,寒气偏盛,寅年为少阳相火司天,上半年火气主事,下半年厥阴风木在泉,风气主事。运气结合,则可知寒气、热气和风气是本年气候特点。患者因热而多饮冷,丙寅为水太过,寒气偏盛,再加以寒凉用药过度,助水乘心,反来侮土。时值霖雨,乃寒湿相合,湿困脾胃,少阳相火司天,上半年火气主事,下半年风木在泉,湿与火气相和,熏蒸肝胆,风木盛行,肝气疏泄过度,导致胆汁外溢,所以"传变身目俱黄,肢体沉重,背恶寒,皮肤冷,心下痞硬,按之则痛"。罗以茵陈附子干姜汤主之。煎服一剂,前症减半,再服悉去。又与理中汤服之,数日,气得平复。

3. 寒湿黄疸

刘宗厚治赵显宗病伤寒,至六七日,因服下药太过,致发黄。其脉沉细迟无力,皮肤凉,发躁(阴极发躁),欲于泥中卧,喘呕,小便赤涩。先投茵陈橘皮汤(次第用药之法),喘呕止。次服小茵陈汤半剂,脉微出(脉微出者生),不欲于泥中卧。次日,又服茵陈附子汤半剂,四肢发热,小便二三升(用附子而小便长),当日中,大汗而愈。似此治愈者,不一一录。凡伤寒病黄,每遇太阳或太阴司天岁,若下之太过,往往变成阴黄。盖辰戌,太阳寒水司天,水来犯土。丑未,太阴湿土司天,土气不足,即脾胃虚弱,亦水来侵犯,多变此证也。(《名医类案》)

【评析】辰戌年,上半年太阳寒水司天,下半年太阴湿土在泉,水来犯土。丑未,太阴湿土司天,下半年,太阳寒水在泉,寒气主事,土气不足,即脾胃虚弱,亦水来侵犯。故"凡伤寒病黄,

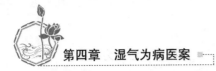

每遇太阳或太阴司天岁,若下之太过,往往变成阴黄"。刘宗厚先投茵陈橘皮汤,治其喘呕,继服小茵陈汤,消除烦躁,后服茵陈附子汤,温中健脾化湿退黄。

4. 寒湿痉病

易思兰治宗室毅斋,年五十二,素乐酒色。九月初,忽倒地,昏不知人,若中风状,目闭气粗,手足厥冷,身体强硬,牙关紧闭。有以为中风者,有以为中气中痰者,用乌药顺气散等药俱不效。又有作阴治者,用附子理中汤,愈加痰响。五日后召易,诊六脉沉细紧滑,愈按愈有力。问曰:此何病? 曰:寒湿相搏痉病也。痉属膀胱,当用羌活胜湿汤主之。先用稀涎散一匕,吐痰一二碗,昏愦即醒,随进胜湿汤六剂全愈。以八味丸调理一月,精神复常。其兄宏道问曰:病无掉眩,知非中风,然与中气中痰夹阴,似亦无异,何以独以痉名之? 夫痉缘寒湿而成,吾宗室之家,过于厚暖有之,寒湿何由而得? 易曰:运气所为,体虚者得之。本年癸酉,戊癸化火,癸乃不及之火也。经曰:岁火不及,寒水侮之。至季夏土气太旺,土为火子,子为母复仇,土来制水。七月八月土气是湿,客气是水,又从寒水之气,水方得令,不服土制,是以寒湿相搏,太阳气郁而不行。其症主脊背项强,卒难回顾,腰似折,项似拔,乃膀胱经痉病也。宏道曰:痉缘寒湿而成,乌药顺气等药,行气导痰去湿者也,附子理中去寒者也,何以不效? 用胜湿汤何以速效? 易曰:识病之要,贵在认得脉体形症。用药之法,全在理会经络运气,脉症相应,药有引经,毋伐天和,必先岁气,何虑不速效耶? 夫脉之六部俱沉细紧滑,沉属里,细为湿(此句可疑。《脉诀》以濡为湿,并无以细为湿之说),紧为寒中,又有力而滑,此寒湿有余而相搏也。若虚脉之症,但紧细而不滑。诸医以为中风,风脉当浮,今不浮而沉,且无眩掉等症,岂是中风。以为中气、中痰,痰气之脉不紧,今脉紧而体强直,亦非中气、中痰,故断为痉病。前用乌药、附子理中汤,去寒不能去湿,去湿不能去寒,又不用引经药,何以取效?胜湿汤:藁本、羌活乃太阳之主药,通利一身百节,防风、蔓荆能胜上下之湿,独活散少阴肾经之寒,寒湿既散,病有不瘳者乎?(《续名医类案》)

【评析】癸酉之年,火运不及,上半年阳明燥金司天,燥气主事;下半年少阴君火在泉,火气主事。运气结合,则可知寒、燥、火为全年气候特点。岁火不及,寒水侮之。至季夏土气太旺,土为火之子,子为母复仇,土来制水,寒湿相搏,太阳气郁而不行,故用胜湿汤辛温发散,祛寒化湿,通利百节,疏通经络,则痉自止。

5. 湿土疟痢

稚年纯阳体质,疟痢是夏秋暑湿热病,阅述几年调理,都以温补得效。但幼科必推钱仲阳方法,幼稚致伤,全在脾胃。脾阳少运,湿聚泄利。温暖脾阳,运行去湿,亦属至理。若骨脂、附子温肾,稚年恐未宜久进。今年太阳寒水司天,太阴湿土在泉,雨湿太过,阳气最伤,大忌苦寒,暂服方。

钱氏益黄散。

附方:

干蟾　川连　白术　茯苓　青皮　鸡内金　人参须　薏米仁　神曲　泽泻

炼蜜丸炒米汤下。(《扫叶庄医案》)

【评析】该患者发病之年为太阳寒水司天,太阴湿土在泉,发病时节为夏秋之际,又感受暑湿热邪发为痢疾,理应用清热利湿之法治疗,但是薛雪用药却采用益黄散(陈皮、丁香、诃子、青皮、甘草)进行治疗,看似与患儿体质、发病状况相反,实则是薛

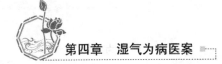

雪灵活运用五运六气理论。《吴医汇讲》记载薛雪言："凡大疫之年，多有难识之证，医者绝无把握，方药杂投，夭枉不少，要得其总诀，当就三年中司天在泉，推气候之乖者何处，再结合本年司天在泉求之，以此用药，虽不中，不远矣。"该年寒湿偏盛，阳气容易被寒湿之气所伤，若妄用苦寒，则伤及患儿脾阳，故用益黄散，温阳化湿，健运脾胃。

6. 湿热淋证

王，十七岁　湿土司天，湿热下注，致成淋症，茎肿。

萆薢(三钱)　白通草(一钱)　甘草梢(三钱)　茯苓皮(五钱)　飞滑石(二钱)　生苡仁(五钱)　车前子(二钱)　泽泻(三钱)　芦根(三钱)

煮三杯，分三次服。

十五日　于前方内，加黄柏炭两钱。（《吴鞠通医案》）

【评析】太阴湿土司天之岁，患者湿之气所伤，湿热下注，发为淋病。《素问·六元正纪大论》云："热至则身热，吐下霍乱，痈疽疮疡，瞀郁注下，瞤瘛肿胀，呕鼽衄头痛，骨节变肉痛，血溢血泄，淋闷之病生矣。"淋证多热盛而致，故吴鞠通以清热利湿化浊之法治疗。

7. 湿郁疟疾

今年疟疾半由两湿阴晦之邪，当以芳香逐秽理气分多效。但三疟系在阴伏，起必左足微冷，热过有汗，仍知饥知味。乃劳乏气怯之病，不必专以攻邪。是岁系湿土司天。

桂枝木　生牡蛎　炒黑蜀漆　生芪　当归　防风根　生姜大枣　（《扫叶庄医案》）

【评析】太阴湿土司天之岁，湿气郁蒸，湿热邪气偏胜，人体正气不足，感邪即发。《素问·疟论》云："此令人汗空疏，腠理开,因得秋气,汗出遇风,及得之以浴,水气舍于皮肤之内,与卫气并居。卫气者,昼日行于阳,夜行于阴,此气得阳而外出,得阴而内薄,内外相薄,是以日作。"第一案患者中气不足,则足冷、乏力,温通脾阳,兼以利湿;第二案患者湿邪阻遏中焦,中痞不食,本虚标实,故以辛香理脾药治疗。

8. 秋湿暴中

丁丑孟秋,炎蒸如夏,乍雨如霉,患急病者甚众。有城北王某,刈稻归来,正欲晚餐,倏然昏倒,不知人事,痰响喉间。吾衢土俗,以为醒魔,即请人揪刮,神识略见清明。邀丰诊之,脉来沉细,舌苔白滑。丰曰:此中湿也。旁有一医曰:沉细之脉,白滑之苔,当是中寒,分明四逆、大顺之证。丰曰:欲用桂、附,则予谢不敏矣。彼医不言而退。其妻泣涕求治。丰闻呼吸之声,将有痰起,风云之变,恐在顷刻。即用藿香、神曲、川朴、杏仁、制夏、陈皮、菖蒲、远志、竹沥、姜汁,合为一剂,服之未有进退;令加苏合香丸,痰响渐平,人事稍醒。守旧略为增损,连尝数剂而瘥。

江诚曰:舌苔白滑,寒象也。沉细之脉,少阴中寒也。考今岁又系太阳在泉,寒淫于内,彼医谓中寒,欲用四逆、大顺,似乎相象。不知中寒、中湿,大有攸分。以脉舌而论,似属中寒;以时令而论,实为中湿。虽脉沉细,舌苔白滑,但无吐泻、腹痛、肢冷等证,岂可遽认为寒;四逆、大顺,岂可随手而用!况在孟秋,正值湿土主气,相火客气,又非寒水加临之候,故是证直断为湿,而用宣窍导痰之药,以收效耳。(《时病论》)

【评析】丁丑年,太阴湿土司天,太阳寒水在泉,孟秋处于四之气,为少阳相火加临太阴湿土,所以"炎蒸如夏,乍雨如霉",湿热邪气酝酿,患者劳累之后,正气亏虚,感而发病。雷丰参考运气、节气,以中湿论治,以芳香化浊、清热利湿之法,再以苏合香

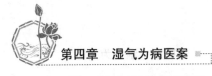

丸开窍，故连尝数剂而瘥。

9. 湿盛濡泻

杨某之叔，病胃不利，不化食，肚一日泻四五次，神少，口苦，耳鸣，夜多梦不寐。

当归(二钱)　枣皮(三钱)　沙蒺藜(五钱)　赤石脂(八钱)　砂仁(三钱)　黄芪(五钱)　杜仲(五钱)　肉苁蓉(三钱，洗)　破故纸(三钱)　白术(八钱，土炒)　干姜(二钱)　寸冬(三钱)　灯心(三钱)　生姜(三片)

三付。此湿胜濡泻也。《阴阳应象大论》曰："湿胜则濡泻。"又曰："清气在下，则生飧泄。"又曰："年四十而阴气自半也，起居衰矣。"《上古天真论》曰："男子年五八，肾气衰。"《太阴阳明论》曰："阴受湿气。"又曰："脾主为胃行气。"《气交变大论》曰："岁土不及，民病飧泄。"《口问篇》曰："上气不足，耳为之苦鸣。"《决气篇》曰："液脱者，耳数鸣。"《海论》曰："脑海不足，则脑转耳鸣。"《方盛衰论》曰："五脏气虚，令人妄梦。"《淫邪发梦篇》曰："正邪从外袭内，使人卧不得安而喜梦。"夫阴气者，肾之精气也，人身身半以下为阴，故身半以下之精气谓之曰阴气。男子年四十，肾气渐衰，身半以下即渐受湿气，湿盛于脾胃则为濡泻，如此症是已。脾主健运，湿盛则健运不行，故胃不利、食不化。土为金母，气属于肺，健运不行则土不生金，故神少。苦者火之味，阴味出下窍，耳者肾之窍，清阳出上窍，脾虚于中，水火不交，则阴味不出下窍，清阳不出上窍，故口苦、耳鸣。心藏脉，脉舍神，肝藏血，血舍魂，正虚邪凑则血脉不和，神魂不安，故夜多梦不寐。

火不生土则脾虚生湿，故用沙蒺藜、杜仲、故纸温木生火以生土。湿盛则濡泻，故用土炒白术燥湿止泻。清气在下则生飧泻，故用黄芪益气升阳。脾虚湿盛则健运不行，故用干姜、砂仁温中快气,为黄芪、白术之使。赤石脂则涩以固脱、重可达下,为久泻肠滑之要药。夫清阳不升,固宜温蒸湿运,而浊阴不降,则宜下固上清,故用枣皮固肝。肾之精气,寸冬清肺,灯心清心,盖下固则气不浮,上清则浊自降也。大肠主津,小肠主液,利久则津液伤,耳鸣由于清阳不升,又由肾精不足,以致脑海不足,故用肉苁蓉合枣皮强阴益精,并以补之。夜多梦不寐,由于正虚而神魂不安,又由邪客而血脉不和,故用生姜、当归通神明,活血以和之。

年老血枯,利多液脱,渗淡虽能利湿,即能伤津液,故此方概从温化,不尚分消。肝通大肠,濡泻而用枣皮敛肝者,乙木之泄有余,庚金之收不足也。至梦多不寐,尤必有敛气归神之药。生姜、当归则治标也,沙蒺藜补肾祛风以利上窍,故选用之。(《圣余医案诠解》)

【评析】该患者为"湿胜则濡泻"(《素问·阴阳应象大论》)的典型医案。患者脾气亏虚,运化失司,外感湿邪,郁遏脾阳,湿邪下注大肠,清浊失司,发为本病。患者"年老血枯,利多液脱",故用温补脾肾、益火补土之法治疗,脾胃元气自复,则诸证悉去。

10. 岁水不及,土湿反辱

于辛巳岁,治王少莲者,夏月纳凉痛饮,日晡觉头重恶冷,至次日壮热憎寒,口燥渴而不饮,目赤汗沾,诊得脉洪大而空,沉按若无,苔来黑滑。余曰:此肾阳为阴暑所迫,致见阳气上戴,目赤口燥不饮,脉空无神,壮热恶寒,即《伤寒论》之戴阳证也。拟附子理中汤加香薷、人参,一剂而神清楚,寒热顿减,口不燥,目赤退,诸恙稍愈。后以斯方减轻,加以祛暑渗湿而痊。似此案之相类,故亦录出,以广后来者之目。(《清代名医医案精华·程杏轩医案》)

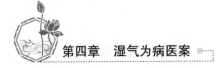

【评析】辛巳岁,岁运水运不及,则土来乘;司天风木不及,则土反侮之。此医案病发在夏季,为太阴湿土主令季节。"纳凉痛饮"则伤脾土之阳气,故见"头重恶冷"等症状;后见"壮热憎寒,口燥渴而不饮"等症,为阳气郁闭于内,寒饮入胃化热所致。"脉洪大而空,沉按若无,苔来黑滑"等症状的出现皆符合寒饮内伏化热的表现。

治疗以附子理中汤加香薷、人参,温补脾肾阳气,化湿清暑热。针对水运不及年份,肾水受病,附子等药温补肾脏阳气之不足,肾脏阳气得补,则气化水湿有力,且脾阳主运化水饮,脾肾皆得温补,则因"纳凉痛饮"内伏的水湿之邪得去。方中加人参、香薷等以补元气,气足则助脾肾运化水湿有力,香薷化湿,针对水饮困脾之证。诸药合用,则正治水运不及之岁湿土困脾、寒饮内伏之证。药证相符,故"一剂而神清楚,寒热顿减,口不燥,目赤退,诸恙稍愈"。

11. 着痹

上洋秦齐之,劳欲过度,每于阴雨,左足麻木,有无可形容之状。历访名医,非养血为用,即补气立论,时作时止,终未奏效。戊戌春,病势大发,足不转舒,背心一片麻木不已。延余治之,左脉沉紧,右脉沉涩。此风寒湿三气杂至,合而为痹,其风气胜者为行痹,湿气胜者为着痹,寒气胜者为痛痹。着痹者,即麻木之谓也。明系湿邪而着,痰气凝结,郁而不畅,发为着痹。须宣发燥湿之剂,加以引使之品,直至足膝,庶湿痰消而火气周流也。方以黄芪、苍术、桂枝、半夏、羌活、独活、灵仙数剂,其病如失,终不复发。若以齐之多劳多欲日服参芪,壅瘀隧道,外邪焉能发越,而病安从去。(《清代名医医话精华·李修之医话精华》)

【评析】戊戌年,太阳寒水司天,太阴湿土在泉,全年寒湿偏

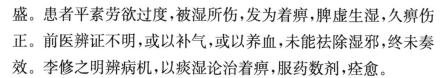

盛。患者平素劳欲过度，被湿所伤，发为着痹，脾虚生湿，久痹伤正。前医辨证不明，或以补气，或以养血，未能祛除湿邪，终未奏效。李修之明辨病机，以痰湿论治着痹，服药数剂，痊愈。

12. 湿浊呕逆

俋 据述去秋濒海潮溢，淹没民居，凡受水湿者，足跗肿溃。今懋迁其地，更冒时邪，身痛头晕呕哕，乃湿阻气分。治者误汗劫液，继用消导，遂致热渴脘闷，呃逆自利。不思湿家忌汗，消导更劫胃津，再用丁香、参、甘以止呃，温补焉能利湿。夫时邪本湿土郁蒸所发，感受不时，热腾湿滞。先宜疏解，再行渗利，俾气机升降如常。豆豉、枳壳、栀皮、菱皮、半夏（制）、藿梗、通草、茯苓、猪苓、荷叶煎汤。一服诸症俱减，时或呕渴，乃中焦水谷之气不运。用半夏、橘白、茯苓、杏仁、薏米、花粉、砂仁，再服得安。（《类证治裁》）

【评析】患者本为湿邪所伤，后由触冒时邪，发为呕逆，又经他医误治，导致呕逆、泄泻。林佩琴在《类证治裁》中言："湿为阴邪，乃重浊有质，不比暑热弥漫无形。其自外受者，雾露泥水，由地气之上蒸，《经》所谓'地之湿气，感则害人皮肉筋脉'也。自内生者，水谷生冷，由脾阳之不运，《经》所谓'诸湿肿满，皆属于脾'也。湿蒸于上，则头胀如蒙，《经》所谓'因于湿，首如裹'也。湿感于下，则跗肿攻注，《经》所谓'伤于湿者，下先受之'也。"湿邪上攻则头晕、呕吐，误治伤及胃阴，胃气上逆则呃逆，大肠清浊不分则下利。先采用温补法止呃逆，再用分消之法，清利湿邪，所以一服诸症俱减，之后调理脾胃，再服得安。

13. 湿土在泉，发为水肿

王 阴疟服劫药，疟止，面色晦黑。决其后必病胀，不信。予曰：劫痰暂效，邪原未净，一也；今卯月中旬木火司令，一逢辰

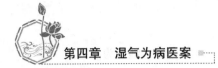

上,湿痰内动,脾阳失运,必变中满,二也;毒品易犯食忌,三也;面黑无泽,肾水侮土,小便不利,四也。后果如言。视其目窠微肿如新卧起状,知其裹水。先用实脾利水之剂,再用金匮肾气丸料煎汤。数十服,肿胀悉退。药乍止,时交未月,湿土已旺,渐胀,小溲不利,又服前丸两月全愈。(《类证治裁》)

【评析】卯月中旬木火司令,指辰戌之年。辰戌年司天之气为太阳寒水,在泉之气为太阴湿土,初之气为少阳相火加临厥阴风木,三之气为太阳寒水加临少阳相火,脾胃之气受司天在泉之气影响,阳气亏乏。该患者自行采用攻下之法治疗阴疟,虽暂时获效,但余邪未清,又伤及脾胃阳气,发为水肿,因此林佩琴根据运气特点与患者体质,以实脾利水之法治疗,兼以肾气丸温补脾肾阳气,痊愈。

14. 湿土司令,发为水肿

嗜酒烦劳,二者皆伤阳气,阳虚者湿必胜,况酒易酿湿乎?今夏湿土司令之时,胃纳骤钝,则中阳益虚,以致足跗先肿,湿盛于下也。浸假而至肿势日上,渐及腿髀、茎囊、腰腹,则肿盛于下者,当先治其下也。肿盛必喘,是湿浊上干清阳也。今溺少而黄,肤腠似瘰似瘰似痱,皆湿火内蕴之的据。况舌胖大而鲜赤,阳明亦有火矣。脉沉迟,宜专以扶阳化湿,宗古人病在躯壳经隧者,毋犯脏腑之训,缓以图功。

生术　陈皮　大腹皮　商陆根　木防己　米仁　五加皮潞党参　赤苓皮　甘遂末　桑皮　丝瓜络　(《清代名医医案精华·张千里医案》)

【评析】患者平素烦劳、嗜酒,已犯"两虚",又逢六气中的太阴湿土加临少阳相火,遂成"三虚",邪气亢盛,湿热浊邪泛溢全身,尿少而黄,外见斑疹,均属于湿邪在表。张千里以越婢汤法加减,利湿外出,故获效。

15. 湿热痉厥

张氏(据述)　病经旬余,仍头晕脘闷,热烦汗潮。今夏延境诊疫,皆湿土郁蒸致病,节交处暑,炎熇未除,必是时气晚发,胆火上冒,湿热交搏,灼及心营,神呆液涸,撮空齿噤,热极生风,遂成痉厥。速宜透邪救液,遥拟一方,生地、犀角、羚羊角、玄参、赤芍、鲜梨、麦冬、蒌仁、连翘、芦根。三服症平。(《类证治裁》)

【评析】该案发病时为处暑,属于四之气太阴湿土主气。然而该年处暑并未降温,反而炎热,导致湿气与热气郁蒸,化为湿热疫邪,疫邪上泛,伤及心神,遂成痉厥。林佩琴以透邪救液、泻热存阴之法治疗,以瓜蒌仁清热化痰,清利湿邪,故三服症平。

16. 湿土在泉,发为疟疾

酷热之际,疟疾甚行。有储丽波患此,陆某泥今岁寒水司天,湿土在泉,中运又从湿化,是以多疟,率投平胃、理中之法,渐至危殆。伊表兄徐和圃荐孟英视之,热炽神昏,胸高气逆,苔若姜黄,溺如赭赤,脉伏口渴,不食不便。曰:"舍现病之暑热,拘司气而论治,谓之执死书以困活人。幸其体丰阴足,尚可救药,然非白虎汤十剂不能愈也。"和圃然之。遂以生石膏、知母、银花、枳、贝、黄连、木通、花粉、茹、芩、杏、斛、海蜇、竹叶等,相迭为方,服旬日,疟果断。(《温病大成·王氏医案》)

【评析】甲辰年,太阳寒水司天,太阴湿土在泉,岁土太过之岁,患者发病节气为夏日暑热。前医陆某单从大运推求,未及详细辨证,认为患者发为寒疟,以平胃、理中温补之法治疗,导致患者危笃。王孟英结合发病节气与患者表现,认为"舍现病之暑热,拘司气而论治,谓之执死书以困活人。幸其体丰阴足,尚可救药,然非白虎汤十剂不能愈也"。不能拘泥于运气推算而忽略

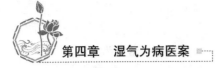

患者具体情况,以白虎汤加减治疗,同时以石斛、海蜇之品等温养津液,服旬日,疟果断。

17. 湿土腹满

素体平弱,阳虚湿胜,营耗肝滞,左胁下旧有肝积,兼之便溏下血,时作时止,自十余岁至今矣。其脾胃之不和如此,则上既无以资肺之气,下亦无以御肝之侮。故入春少寐盗汗,是肝阴不充也。春杪之能食不为肌肤,是脾阳之不用也。中枢无健运之权,无怪其当湿土之交,而骤见腹满也。今脉象濡弱,舌干齿燥,肉削肌羸,咳嗽痰气有音,饥不能食,便数溺少。总之皆脾胃肺气虚已极,健运之权弛,而气化之机废,此臌症之极重者。若喘泻一见,便难措手。补既壅滞难胜,泻又虚羸不合。唯有从宣气疏腑一法,希冀万一。

西洋参　大腹皮　麸炒枳壳　枇杷叶　茯苓皮　川贝母炒谷芽　芦根　陈皮　猪苓　炙甘草　（《清代名医医案精华·张千里医案》）

【评析】该患者平素虚劳,阳虚湿盛,营耗肝滞,中气不足,所以太阴湿土主气之时,阳气不能运化水湿,发为腹满。脉象虚弱,为肺脾肾三脏俱虚,脾胃为气机之枢,脾胃不足则气机不能运转,难以运药,故张千里以宣气疏腑法,希冀万一。

18. 湿土痰饮

痰饮之聚,原由阳虚,高年脾胃运化力迟,水谷之湿,酿为痰饮,每每有之。如古人"三子养亲"等方,虽为治标,亦有至理。今精气饮食已复,而脉弦有饮,亦当责诸脾胃运化之迟。时当湿土,宜参和胃益脾,以助谷气之运。

潞党参　法半夏　木香　莱菔子　生冬术　陈皮　谷芽归身　云茯苓　炙草　白芍　砂仁　苏子

水丸,晨晚服,莲子汤下。(《清代名医医案精华·张千里医案》)

【评析】患者年岁已高,脾胃阳气不能运化水谷,又兼湿土主气,脾胃阳气易被湿气所伤,容易发为痰饮,故以温中健脾、和胃降气之法,助脾土运化谷气,药物剂型则丸剂温补,故能获得良好疗效。

19. 湿气伤脾,发为虚劳

脉弦右大,弦则为饮,大则胃阳已虚。缘操持萦思,积劳阳虚,致不饥不食,勉纳食物不运。嗔怒,兼以夜卧不安,多寐少寐,恍惚中心懊恼。忽而腹鸣气震,四肢筋骱痿弱无力。起病时晨必寒痉,足跗微冷。按是脉症有年,阳虚为本,而痰饮气逆,因虚而聚。夫虚则生寒,实则生热。寝食不安,将及半载,已交四之气中。长夏湿土乘侮脾胃,虑及肌肿腹胀,故周身束筋利机,阳明胃脉是赖。阅医药,气血淆混,寒热互投,不以阴阳偏著,调理宜乎不应。议通补理胃阳为主,疏肝为辅。气宣阳苏,何虑痰浊之蒙昧?以茯苓饮法减术,合薛氏星附六君子意。

人参 茯苓 香附 苏梗 白附 半夏 姜汁 陈皮 (《清代名医医案精华·叶天士医案》)

【评析】患者平素胃阳亏虚,劳累过度,发为不寐,及至四之气太阴湿土主气,脾胃为湿土所伤,发为肿胀。前医辨证不明,导致药物无效。叶天士根据患者病情与五运六气,辨为阳虚痰聚,根本在于脾胃阳气不足,又见肝气乘脾,所以采用茯苓饮加减,温通脾阳,疏肝理气,患者痊愈。

20. 湿热伤脾,发为吐泻

广亲宫七太尉,七岁,吐泻。是时七月,其证全不食而昏睡,睡觉而闷乱,哕气,干哕,大便或有或无,不渴。众医作惊治之,

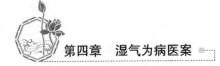

疑睡故也。钱曰:先补脾,后退热。与使君子丸补脾。退热,石膏汤。次日又以水银、硫黄二物下之,生姜水调下一字。钱曰:凡吐泻,五月内,九分下而一分补;八月内,十分补而无一分下。此者是脾虚泻。医妄治之,至于虚损,下之即死。当即补脾。若以使君子丸即缓。钱又留温胃益脾药止之。医者李生曰:何食而哕? 钱曰:脾虚而不能食,津少即哕逆。曰:何泻青褐水? 曰:肠胃至虚,冷极故也。钱治而愈。(《小儿药证直诀》)

【评析】该案为湿热伤脾发为吐泻案。七月为长夏太阴湿土主气,湿热邪气伤及脾胃,脾胃气虚,同时土湿秽浊,伤及心神,故"全不食而昏睡,睡觉而闷乱,哕气,干哕,大便或有或无,不渴"。因此,钱氏采用先补脾、后清热的方法,同时用水银、硫黄、生姜水泻热定惊。钱氏在本案中也提出了根据不同的月份,结合六气变化对脾虚泄泻进行治疗的方法,即"凡吐泻,五月内,九分下而一分补;八月内,十分补而无一分下。此者是脾虚泻"。因为小儿脏腑娇嫩,易受天气影响,所以《小儿药证直诀》中写道:"五月十五日以后……十分中九分热也;六月十五日以后……六分热四分冷;七月七日以后……三分热七分冷也;八月十五日以后……身冷无阳也。"

第 五 章

燥气为病医案

一、概述

1. 运气主时

燥气在五运中属于金运,六气属于阳明燥金。燥气"在天为燥,在地为金"。燥气为秋季的主持,五运中的四之运、六气中的五之气均在秋季燥金盛行的季节。

五运主时。四之运由处暑节后七日交接,到立冬之后四日止,共计七十三日零五刻。《素问·五运行大论》云:"金主乙庚。"岁运中,自然界出现燥金太过的表现年份为六庚年、六丁年,其中六庚年金运太过,燥气流行,六丁年为岁木不及、金运兼化的年份。客运中,卯酉年的初之运、甲己年的二之运、戊癸年的三之运、丁壬年的四之运、丙辛年的五之运都有燥气盛行的表现。

六气主时。六气中,阳明燥金为主气中的五之气,主气时间为秋分到小雪节气,共计六十日又八十七刻半。《素问·五运行大论》云:"卯酉之上,阳明主之。"卯酉年为阳明燥金司天,子午年为阳明燥金在泉。客气中,已亥年的初之气,辰戌年的二之气,卯酉年的三之气,寅申年的四之气,丑未年的五之气,子午年

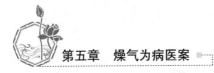

的终之气,均为阳明燥金所主。自然界中的金气正常的情况下,秋季的阳气始收、阴气渐长,阳气渐降,万物收敛。自然界中的金气太过会变成燥淫,亦称为燥邪,从而导致疾病发生。燥气为病,多发生在以阳明燥金客气司天、在泉或为间气的相应月份,也容易发生在金运太过或火运不及的年份。燥气太过或不及,均能导致自然界的气候异常。

2. 藏气法时

肺是与自然界中金气相对应的脏腑。《素问·藏气法时论》云:"肺主秋,手太阴阳明主治。其日庚辛。"《素问·五运行大论》记载了与肺脏对应的六气变化。"西方生燥,燥生金,金生辛,辛生肺,肺生皮毛,皮毛生肾。其在天为燥,在地为金,在体为皮毛,在气为成,在脏为肺,其性为凉,其德为清,其用为固,其色为白,其化为敛,其虫介,其政为劲,其令雾露,其变肃杀,其眚苍落,其味为辛,其志为忧。忧伤肺,喜胜忧;热伤皮毛,寒胜热;辛伤皮毛,苦胜辛。"人体的肺气与自然界的阳明燥金之气呼应,燥金之气的收敛之性在人体则为肺主宣发肃降。肺的气机变化在人体主要有以下四点:

肺气通于秋,主肃杀。肺为阳中之阴,通于秋气。秋气属金,金性清凉肃杀,故时令至秋,则夏季浮于自然界的阳气肃降,气温下降,万物果成而草木皆凋。人体肺脏亦应秋气,制约心火太过,防止心火上炎。肺与秋气相通,故肺气应秋而旺。肺气的旺盛则表现在肺的肃杀正常,人体的气血能随之正常收藏,因此《黄帝内经》强调人应在此时"收敛神气,使秋气平,无外其志,使肺气清"。同时,肺的肃杀之性,也使心肺在上焦阴阳平衡,使心火能下济肾水,即"升已而降",达到人体气机的正常循环。若肺气被外邪所伤,不能肃降,导致人体气血升而不降,膀胱不得气化,则会导致水肿、癃闭的发生。

肺主气,司呼吸。五运六气理论重视人体的气机变化。人体的气化活动中,最重要的是肺主气、司呼吸的作用。因五脏之中,肺位置最高,所以气化从肺的肃降开始。如《医门法律》云:"肺气清肃,则周身之气莫不服从而顺行。"在呼吸过程中,气产生升降出入等运动形式,人才能生生不息。肺气之出入,也带动血脉运行,波及一身,人才能与自然界相沟通,人的经脉气血随之运行。同时,肺的呼吸活动不仅能影响经脉中气血运行的速度,还能决定气运行的逆顺。肺气宣发,则全身之气向外、向上鼓舞;肺气肃降向体内,则气向内、向下收敛。所以当人呼气时,周身之气趋向外散;吸气时,周身之气趋于内收。而针灸的补泻,也以此为依据。故《素问·离合真邪论》云:"吸则内针,无令气忤,静以久留,无令邪布,吸则转针,以得气为故,候呼引针,呼尽乃去,大气皆出,故命曰泻……呼尽内针,静以久留,以气至为故,如待所贵,不知日暮,其气以至,适而自护,候吸引针,气不得出,各在其处,推阖其门,令神气存,大气留止,故命曰补。"

肺为水之上源,通调水道。肺为水之上源,通调水道,即肺具有调节人体水液的作用。这一作用是肺宣发肃降平衡的体现。肺的肃降,疏通调理水液下行,通过三焦,经肾与膀胱的气化作用,生成尿液而排出体外,故将肺称为"水之上源"。肺的通调水道作用还体现在大肠,因大肠的传导作用需要依赖肺气的肃降相助。肃降作用向下布散津液和通畅肠道气机,从而调节着大肠的传导功能,使大肠得润,大便能正常排出。肺的通调水道同时也有助于肺脏本身保持呼吸道的湿润,能正常排出进入气道的异物,通过肺气宣发和代谢水液,使之不致形成痰饮停留于呼吸道。若肺失宣肃,气化不利,则可见喘咳痰黏难咯,或喉

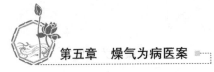

中痰鸣、呼吸不利,甚至导致哮喘等证候。

肺主皮毛。肺在外合皮毛,因此肺的功能与人体皮毛密切相关。肺将人体的气血精微输布到皮毛,使皮毛不燥,同时宣发卫气到达肌表,以温养皮毛,使皮毛不寒。即《素问·经脉别论》云:"肺朝百脉,输精于皮毛,毛脉合精。"故外感燥邪伤肺,肺不能输布水谷精微,则见皮毛皲裂。此外,肺的统摄卫气、司皮毛开合,得以保持人体随时与外界进行交通,汗液能够排出,人体的浊气也能从皮毛外达,因此风水等证通过发汗进行治疗,即与肺主皮毛有关。

3. 致病机理

燥气为病的病因病机在《素问·至真要大论》中归纳为"诸气膹郁,皆属于肺"。刘完素在《素问玄机原病式》中云:"诸涩枯涸,干劲皴揭,皆属于燥。"燥为秋季主气,秋高气爽,天地之气收敛下沉,气候干燥。如五运中的金运太过或者岁木不及,六气中阳明燥金司天,燥气过盛,则导致燥淫的产生。如《素问·至真要大论》云:"清气大来,燥之胜也,风木受邪,肝病生焉。"燥淫根据发病时间不同,兼杂其他邪气不同,而分为温燥邪气和凉燥邪气。如《重订通俗伤寒论》云:"秋深初凉,西风肃杀,感之者多病风燥,此属燥凉,较严冬风寒为轻。若久晴无雨,秋阳以曝,感之者多病温燥,此属燥热,较暮春风温为重。然间有夹暑湿内伏而发,故其病有肺燥脾湿者,亦有肺燥肠热者,以及胃燥肝热者、脾湿肾燥者。全在临证者,先其所因,伏其所主,推求其受病之源而已。"

燥盛则干,燥邪容易耗伤津液,进而伤及皮毛,导致皮肤皲裂、毛发干枯、大便秘、小便少、口渴咽干等症状发生。同时燥为金邪,容易伤及肝肺二脏,伤肺则导致痰少,病势迁延,痰中带血、肌肉消瘦,甚则伤血,导致瘀血,发生肌肤甲错等症;伤肝则产生胁痛、目赤肿痛等症。因此,在治疗燥淫为病,往往要宣肺润燥,肝肺同治。

4. 司岁备物与用药

主运、客运为金运时或者主气、客气、司天在泉之气为阳明燥金时,应储备具有燥气、辛味的药物。如陈修园在《神农本草经读》中指出:"如阳明燥金司岁,则收取苍术、桑皮、半夏之燥类。"张元素在《医学启源》中提出该类药物为"燥降收",共计22味,即茯苓、泽泻、猪苓、滑石、瞿麦、车前子、木通、灯草、通草、五味子、白芍药、桑白皮、天门冬、麦门冬、犀角、乌梅、牡丹皮、地骨皮、枳壳、琥珀、连翘、枳实。

阳明燥金司天时,燥邪偏盛,同时少阴君火在泉,容易发生燥化导致的疾病,应采用"治以苦温,佐以甘辛,以苦下之"。如《三因极一病证方论》采用审平汤,"咸寒以抑火,辛甘以助金,汗之、清之、散之,安其运气,适事为故"。

审平汤 治卯酉之岁,阳明司天,少阴在泉,气化运行后天。

天冬(甘寒) 远志(苦辛温) 白术(苦甘温) 白芍(苦酸寒)檀香(辛温) 山萸(酸微温) 炙甘草(甘微温) 生姜(辛温)

自大寒至春分,加茯苓、半夏、紫苏。自春分至小满,加元参、白薇。自小满至大暑,去远志、白术、山萸,加丹参、泽泻。自大暑至秋分,去远志、白术,加酸枣仁、车前子。自秋分至小雪,依原方。自小雪至大寒,依原方。

二、医案评析

1. 燥金余气发疹

沈明生治沈翰臣妇咳嗽发热,或认为不足,遽用六味地黄汤,以滋阴分,既而咳逆更剧。诊之脉浮且数,风热干乎肺家,宜用疏表之剂。服下遍身发出红疹,二剂咳差缓,而仍未透。更用辛凉等味,以清表热,仍嗽,复作泻不已。咸归咎寒凉。沈笑曰:非也。肺受风邪,邪变为热。经云:邪并于阳,则阳热而阴虚。始则疹在欲出之际,火上炎于手太阴而作嗽。今则疹在欲收未收之时,热下移于手阳明而作泻。是属斑疹家常候,何足怪乎?行且止矣。果越两日,而嗽宁泻止,身凉疹退。

按:斑疹之候虽异,斑疹之治略同。是岁丁未湿土司天,而春夏之交,燥旱殊甚,盖犹袭乎昨岁燥金在泉之余气耳。是以初当凉解,而不利乎温散,次当寒润,而不利于温补。六味地黄丸之属虽若相宜,然质浊味厚,不惟不能达表,抑且锢蔽外邪,施诸疹退而余热未清之时,稍为近理。今初热始嗽,辄为用之,是非滋阴,乃滋害也。况以丸为汤,已非古人本意,而专投泛用,尤乘病变之机,自来善用六味者(何曾善用,止可谓之滥用),无过薛立斋。假使九原可作,视近日之汤法盛行,能无掩口胡卢哉。(《续名医类案》)

【评析】丁未之年,岁运木运不及,全年燥气偏盛,太阴湿土司天,上半年湿气主事,太阳寒水在泉,下半年寒气主事。春夏之交,燥旱殊甚,盖犹袭乎昨岁燥金在泉之余气耳,初当凉解,而不利乎温散,六味地黄恋邪,诸疹退而余热未清。故沈曰:肺受风邪,邪变为热。要以疏散风热为主,而嗽宁泻止,身凉疹退。

2. 燥金司天,发为便秘

易思兰治一儒官,仲秋末患便秘症。初因小便时秘,服五苓散、八正散、益元散俱不效。一医诊得二尺俱无脉,作下元阴虚水涸,用八味丸治之,日一服。三日大便亦秘,口渴咽干,烦满不睡,用脾约丸、润肠丸,小便日数十次,惟点滴而已,大便连闭十日,腹满难禁。众议急用三一承气汤下之,服后微利随闭,又加小腹绕脐满痛。复用舟车丸、遇仙丹,每空心一服,日利三五次,里急后重,粪皆赤白。如此半月,日夜呻吟,惟饮清米饮及茶盂许。九月终,易诊之,两寸沉伏有力,两关洪缓无力,两尺不见。易曰:关尺无恙,病在膈上,此思虑劳神气秘病也。以越鞠汤投之,香附(醋炒)一钱,苏梗、连翘、山栀、川芎各六分,苍术、黄芩各八分,神曲一钱,桔梗四分,枳壳五分,甘草三分。服一盂,嗳气连出,再一盂大小便若倾,所下皆沉积之物,浑身稠汗。因进姜汤一盂,就榻熟睡,睡觉觅粥。次早复诊,六脉无恙。调理气血,数日全愈。

易自注曰:人身之病上下表里,虽有不同,不过一气为之流通耳。气之通塞,均于脉息辨之。今两尺皆无,众以为如树之无根,不知今年己卯燥金司天,君火在泉,己土运于中,正是南面以象君位,君火不行,两尺不相应,今两尺隐然不见,正为得卯年之令。若尺脉盛于寸,则为尺寸反矣。《经》曰:尺寸反者死。岂八味丸所能治乎。然而里急后重,赤白相杂,痛则欲解,有似乎滞下,但滞下之脉,见于两关,今关脉不浮不紧不数,其非滞下明矣。既非滞下,而用承气、舟车、遇仙等药,则元气大伤,而病愈增矣。其病源在上焦气秘,而下焦不通也。心脉居上,两寸之脉当浮,今不浮而沉,下手脉沉便知是气,气郁不行,则升降失职,是以下窍秘结,二便不顺,吸门不开,幽门不通,正此谓也。譬如注水之器,闭其上窍,则下窍不通,水安从也。用香附之辛,以快滞气;苏梗通表里之窍;连翘辛香升上,以散六经之郁火;苍术、神曲健脾导气,散中结于四肢;炙甘草以和中;少加桔梗,引黄芩、枳壳荡涤大肠之积;山栀去三焦屈曲之火而利小肠;川芎畅达肝木,使上窍一通,则下窍随开,表气一顺,则里气自畅。是以

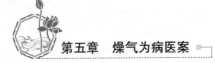

周身汗出，二便俱利，正所谓一通百通也。气秘者病之本，便闭者病之标，专治其本，故见效速也。（《续名医类案》）

【评析】己卯之年，岁运土运不及，全年风气偏盛，阳明燥金司天，上半年燥气主事，少阴君火在泉，下半年火气主事。运气结合，则可知风气、燥气和火气是全年气候特点。分析其病机乃上焦气秘，下焦不通；气秘为本，不通为标。治本为主，兼以治标，故速效。

3. 燥金司天，发为胃痛

钱　廿七岁　乙酉五月廿八日　六脉弦紧，胃痛，久痛在络，当与和络。

降香末（三钱）　桂枝尖（三钱）　乌药（二钱）　小茴香炒炭（二钱）　半夏（三钱）　归须（二钱）　公丁香（八分）　良姜（一钱）　生姜（三片）

煮三杯，分三次服。此方服七帖后痛止，以二十帖为末，神曲糊丸，服过一料。

八月十九日　六脉弦细而紧，脏气之沉寒可知；食难用饱，稍饱则腹胀，食何物则嗳何气，间有胃痛时，皆腑阳之衰也。阳虚症，与通补脏腑之阳法。大抵劳病劳阳者十之八九，劳阴者十之二三，不然，《经》何云劳者温之。世人金以六味、八味治虚损，人命其何堪哉！永戒生冷，暂戒猪肉介属。

云苓块（五钱）　半夏（六钱）　公丁香（二钱）　白蔻仁（三钱）　良姜（三钱）　小枳实（二钱）　益智仁（三钱）　生姜（五钱）　广皮炭（四钱）　川椒炭（三钱）

煮三杯，分三次服。

《经》谓必先岁气，毋伐天和。今年阳明燥金，太乙天符，故用药如上，他年温热宜减。

廿四日　前方已服五帖,脉之紧无胃气者已和,痛楚已止,颇能加餐,神气亦旺。照前方减川椒一钱、公丁香一钱,再服七帖,可定丸方。

三十日　前因脉中之阳气已回,颇有活泼之机,恐刚燥太过,减去川椒、丁香各一钱。今日诊脉,虽不似初诊之脉紧,亦不似廿四日脉和肢凉,阳微不及四末之故。与前方内加桂枝五钱,再服七帖。

丸方:诸症向安,唯六脉尚弦,与通补脾胃两阳。

云苓块(八两)　人参(二两)　益智仁(四两)　生薏苡仁(八两)　半夏(八两)　小枳实(二两)　於白术(四两)　广皮(四两)　白蔻仁(一两)　共为细末,神曲(八两)煎汤法,丸如梧子大。每服二三钱,日再服、日三服,自行斟酌。

备用方:阳虚之体质,如冬日畏寒,四肢冷,有阳微不及四末之象,服此方五七帖,以充阳气。

桂枝(四钱)　炙甘草(三钱)　生姜(五钱)　白芍(六钱)胶饴(去渣,化入,一两)　大枣(去核,三枚)

煮二杯,分两次服。此方亦可加绵黄芪、人参、云苓、白术、广皮。(《吴鞠通医案》)

【评析】乙酉年,岁运为金运不及,六气为阳明燥金司天,少阴君火在泉,炎乃大行,属于太乙天符年。吴鞠通根据该患者症状,认为脏腑阳气虚衰,需要用热药温胃,但应考虑五运六气对药物进行加减,故云"《经》谓必先岁气,毋伐天和。今年阳明燥金,太乙天符,故用药如上,他年温热宜减"。三十日,经过治疗,患者胃阳已经回复,但恐刚燥太过,所以减去川椒、丁香,根据脉象,加以桂枝,后续进行调补,诸证悉愈。

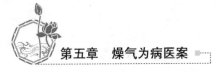

4. 燥金伐木,发为伏梁

王氏 四十岁 乙酉年五月二十一日 六脉弦紧,心下伏梁,非易化之症。一生忧泣,肝之郁也可知。又当燥金太乙天符之年,金来克木,痛愈甚矣。与温络法,其吐血亦络中寒也。

降香末(三钱) 川椒炭(二钱) 半夏(三钱) 小枳实(三钱) 归横须(三钱) 公丁香(八分) 广皮(两钱)

煮三杯,分三次服,四帖。

二十五日 诸症皆效,自觉气上阻咽。加旋覆花(包)五钱。

二十九日 效不更方,再服。

六月初六日 加淡吴茱萸三钱。(《吴鞠通医案》)

【评析】该患者素体肝气郁结,又逢乙酉之岁,岁运金运不及,阳明燥金司天,少阴君火在泉之年,炎乃大行,属于太乙天符年。肝气被司天金气所克,郁而不发,所以疼痛愈甚,又患积聚,寒凝肝经,故以温通经络法,使肝气条达,寒气温化,故愈。

5. 肺痈

喻嘉言治陆令仪母,平日持斋,肠胃素槁,天癸已绝,复淋沥不止,治之久痊。值秋月燥金太过,湿虫不生,人多病咳,而血虚津槁之躯,受伤独猛,胸胁紧胀,上气喘急,卧寐不宁,咳动则大痛,痰中带血而腥,食不易入,声不易出,寒热交作,申酉二时,燥金用事,诸苦倍增,脉时大时小、时牢伏时弦紧,服清肺药无进退。告以肺痈将成,高年难任,以葶苈大枣泻肺汤,先通肺气之壅,即觉气稍平,食少入,痰稍易出,身稍可侧,大有生机。喻曰:"末也,因见来势太急,不得已取快一时,暂开者易至复闭,迨复闭则前法不可再用矣。今乘其暂开,多方以图,必在六十日后,交立冬节方是愈期。盖身中之燥与时令之燥,胶结不解,必俟燥金退气,肺金乃宁。"后六十日间屡危屡安,大率皆用活法斡旋,缘病不可补,而脾虚又不能生肺,肺燥喜润,而脾滞又难以运食,今日脾虚,不思饮食,则于清肺中少加参术以补脾。明日肺燥,热盛咳嗽,则于清肺中少加阿胶以润燥。日复一日,扶至立冬之午刻,病者忽自云:内中光景,大觉清爽,可得生矣。奇哉,天时之燥去,而肺金之燥遂下传于大肠,五六日不一大便,略一润肠,旋即解散,正以客邪易去耳。至小雪节康健加食,倍于曩昔。盖胃中空虚已久,势必复其容受之常,方为痊愈也。(《续名医类案》)

【评析】该患者素体亏虚,又感受阳明燥金之气,逐渐化热,成为肺痈。以一日的五运六气而言,申酉时为阳明燥金当令,燥气加重,诸证倍增,脉象时大时小,寒热交作,均为邪热盛实的表现,以理言之,则应以葶苈大枣泻肺汤急泻邪热,如迁延日久,肺痈成脓,则为难治。但喻嘉言根据运气理论,"凡大毒治病,十去其七",现燥金主气,肺脏本身喜润恶燥,若妄用攻伐,伤及肺气反而不利,因此等六十日后,寒水主气,多方调理,方能祛邪而不伤正。本案为依照五运六气理论,根据六气时日治疗的代表性医案,方能做到攻守分明,邪去正安。

6. 燥金天符,阳虚水肿

陈　二十六岁　乙酉年五月十五日　脉弦细而紧,不知饥,内胀外肿,小便不利,与腰以下肿当利小便法,阳欲灭绝,重加热以通阳,况今年燥金,太乙天符,《经》谓必先岁气,毋伐天和。

桂枝(六钱)　猪苓(五钱)　生茅术(三钱)　泽泻(五钱)广皮(三钱)　川椒炭(五钱)　厚朴(四钱)　茯苓皮(六钱)　公丁香(二钱)　杉木皮(一两)

煮四杯,分四次服。

二十五日　诸证皆效,知饥,肿胀消其大半。唯少腹有疝,

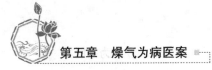

竟如有一根筋吊痛。于原方内减丁香一钱，加小茴香三钱。
（《吴鞠通医案》）

【评析】该患者素体阳气亏虚，又逢乙酉年，阳明燥金司天，少阴君火在泉。内胀外肿，小便不利，为阳气欲竭，故以五苓散化裁，温养阳气兼利水湿。

7. 燥金直中

张女，十五岁，燥金之气，直中入里，六脉全无，僵卧如死，四肢逆冷，已过肘膝，腿痛转筋，与通脉四逆汤加川椒、吴萸、公丁香一大剂。厥回脉出，一昼夜，次日以食粥太早，复中宛如前症，脉复厥，体厥又死去矣。仍用前方，重加温热，一剂厥回其半。又二剂而复活，后以补阳收功。（《吴鞠通医案》）

【评析】该患者为燥气直中。吴鞠通《温病条辨》云："秋燥之气，轻则为燥，重则为寒，化气为湿，复气为火。"秋燥重症则化为寒证，伤及肾脏。《素问·藏气法时论》云："肾苦燥，急食辛以润之。"肾藏精主水，肾中阴阳两伤，气津不能上承，所以发为厥证，因此以辛热之品，温化寒燥，方能使患者阳气恢复。

8. 燥金癥瘕

车　五十五岁　须发已白大半，脐左坚大如盘，隐隐微痛，不大便十数日。先延外科治之，外科谓肠痈，以大承气汤下之，三四次终不通。延余诊视，按之坚冷如石，面色青黄，脉短涩而迟，先尚能食，屡下之后，糜粥不进，不大便已四十九日。余曰：此癥也，金气之所结也，以肝木抑郁，又感秋金燥气，小邪入里，久而结成，愈久愈坚，非下不可。然寒下非其治也，以天台乌药散二钱，加巴豆霜一分，姜汤和服。设三服以待之，如不通，第二次加巴豆霜一分五厘，再不通，第三次加巴豆霜二分，服至三次后，始下黑亮球四十九枚，坚莫能破，继以苦温甘辛之法调理，渐次能食。

又十五日不大便，余如前法，下至第二次而通，下黑球十五枚，虽亦坚结，然破之能碎，但燥极耳，外以香油熬川椒熨其坚处，内服苦温芳香透络，月余化净。于此症方知燥金之气伤人如此，而温下寒下之法，断不容紊也。(《吴鞠通医案》)

【评析】该患者为燥金之气所伤，邪气伏藏于内，兼以内有寒邪所客，"积之始生，得寒乃生，厥乃成积也"(《灵枢·百病始生》)，故不能采用寒下的方法治疗，而以天台乌药散散去肝经凉燥之气，再以巴豆温下燥实，最后以苦温甘辛之法调理，患者胃气来复，渐次能食。燥气伏藏脏腑，难以化解，所以用香油、川椒外敷，内服芳香药物，使燥气得解。

9. 君火加临燥金致胁痛案

壬辰秋分夜半起，今已四月，发热左胸胁痛，难以转侧，咳吐自汗，无头痛、身痛、恶寒等症，舌无苔，大小便尚可，腹中和，口渴不欲饮，先悲泣而后能嗽咳，出痰有秽气，毛际胀痛不可近，脉弦大而数，目微赤，面色滞，多叫呼，与《内经》悲哀动中则伤魂正合。今正值四气风木湿土令退，五气君火燥金加临，遇悲哀抑郁之境，用甘麦大枣、清燥救肺、枇杷叶散、静顺四汤意。

冬桑叶　净枇杷叶　飞滑石(各二钱)　杏仁(钱半)　南沙参　炙草(五分)　麦冬肉(钱半)　瓜蒌皮(一钱)　麻仁　小麦(各三钱)　南枣(二枚)　茅根(二钱)　木瓜(三分)　丁香(一分)　厚朴(五分)　杞子(五分)　牛膝(五分)　云苓(五分)(《珍本医书集成·龙砂八家医案》)

【评析】壬辰年，岁运为木运太过，太阳寒水司天，太阴湿土在泉。该患者时值五之气少阴君火加临阳明燥金，情志悲伤过度，耗伤肺阴，导致肺被燥金之气所伤，因此治疗以清燥救肺、疏

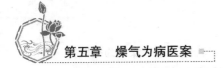

肝清热为主,用甘麦大枣汤、清燥救肺汤等方化裁。

10. 胸痹

荣青浦　心痛彻背,是名胸痹。久而不化,适值燥气加临,咳嗽未了,咽喉干燥,痰内带红,脉形细小,理之不易。

栝蒌　薤白　橘红　枳壳　杏仁　桑叶　枇杷露　(《吴中珍本医籍四种·曹仁伯医案》)

【评析】患者素有胸痹,燥气加临,伤及肺金。燥气化热,发为咳嗽,咽喉干燥,痰中带红,所以治疗中佐以清润肺金之法,加杏仁、桑叶、枇杷露以润肺散燥。

11. 湿邪燥化

病已十余日,身尚躁热,舌苔黏腻,神呆目定,脉刚而数,烦躁呓语。此暑湿久伏,与时气之秽邪凝合,酿成胶腻之痰,闭塞清明之府,神情迷昧,胃家浊液蒸遏不宣。药食甘味,必蛔厥上冒。然《内经》有湿位之下,燥气乘之。是以从之,湿转为燥。若无湿痰之潮气上蒸,舌苔早已燥刺矣。今先滋液,以洁烈焰之燔。

鲜生地　麦冬　乌梅　蔗浆　银花露　羚羊角　蚌水

再诊　面垢,色白,渴饮,气短如喘,自利,是秽浊气入口鼻,与水谷之气互相混扰,湿气阻窒,氤氲内蒸,三焦皆受,胸背肢节有晦黯斑纹。秽与气血胶固心络,为邪熏灼,神昏呓语,手经蔓延。疫邪不与伤寒同例,法当芳香辟邪,参以解毒,必得不为湿秽蒙闭,可免痉厥之害。

石菖蒲汁　白蔻仁　犀尖　小青皮　连翘心　金银花　六一散　金汁　至宝丹

三诊　邪陷复利,伤及厥阴,症见气上撞心,饥不能食,干呕腹痛,全是肝病见端。肝为至阴之脏,相火内寄,仲圣治法,不用

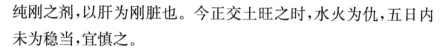

纯刚之剂,以肝为刚脏也。今正交土旺之时,水火为仇,五日内未为稳当,宜慎之。

人参　淡吴萸　当归　白芍　秦皮　炒乌梅　(《清代名医医案精华·三家医案合刻》)

【评析】该患者感受暑湿伏邪,发为湿温。湿温久伏,伤及阴液,又受到燥气干犯,从而燥化,故急当清热滋阴,防止燥邪更甚,损伤正气。

12. 燥气血证

吴有君,青浦人也,七月下旬就诊。脉象模糊,舌苔白腻,询其平素,不喜茶饮,口淡无味少纳,本太阴湿郁之体,客岁九秋,忽患衄血齿血。此乃深秋燥气外侵,卫闭营郁,内有暑湿积中,阻塞相火下纳之路,火克肺金则衄血,火扰膻中则齿血。延医一派滋凉,遂至浊邪愈结,而上升之火愈不得降,故至期年未瘳也。兹届新秋,酷暑犹复炎蒸,必用清暑渗湿以治其本,和火逐瘀以治其标,中气和而疾可愈矣。

即以苓、苡、斛、滑、半夏、橘皮、元参、白芍、丹皮、麦冬、茅根、柏叶投之而愈。(《清代名医医话精华·吴东旸医话精华》)

【评析】该患者平素脾胃气虚,湿气久郁,又兼秋季伤燥,发为血症,湿邪随之燥化,化为热证。前医仅以清热滋阴,忽略表有燥邪,内有湿结,因此导致邪气内陷,故吴东旸根据节气变化,采用清暑益气、淡渗利湿之法治疗,内使脾胃自和,外清燥邪,投之而愈。

13. 燥气咳嗽

蒋男,体本阴虚,咳嗽半载,声音忽哑,行色清癯,此肺经虚损。迩来痰不易出,定为燥气所加,脉数而洪,斯时最忌,即《经》所谓秋得心脉为逆也。姑仿嘉言清燥救肺之法。

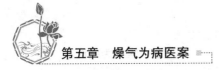

西洋参(二钱)　麦冬(三钱)　细理石(三钱,煨)　大生地(四钱)　阿胶二钱(炖,冲)　京杏仁(二钱)　冬桑叶(二钱)　枇杷叶(三钱,炙)

加大洞果三个为引。

又　复按脉形,似乎稍缓,咳痰略滑,音哑颇畅。据云半月未获更衣,必因燥热结于肠胃,再守原方治之。

西洋参(一钱五分)　麦冬(二钱)　大生地(四钱)　玄参(一钱五分)　阿胶(三钱,冲)　大麻仁(三钱,杵)　京杏仁(二钱)　瓜蒌壳(二钱)

加梨浆一盏,冲服。(《近代国医名家经典案例·雷逸仙医案》)

【评析】该患者为秋燥伤肺,脉象洪数则邪热亢盛,因此采用清燥救肺之法治疗,并在药中加梨汁等滋润之品,同时燥邪不仅伤及肺津,也伤及肠胃津液,津伤为痰,故患者便秘半个月。雷逸仙守原法,取得良好疗效。

14. 燥气外袭,肾虚作喘

左　肾本空虚,闭藏不固,冬令气不收摄,燥气外袭,干咳无痰。去冬阳气升动,由咳而喘,不过行动气逆,片时即定,初未尝太甚也。乃春分节令,阳气发泄已甚,肾气不能藏纳,气喘大剧,耳聋作胀,咽中如阻,二便不利,口渴咽干,形神消夺,偶有微痰咯吐,色带灰黑,脉细少情,舌红苔白干毛。冲阳挟龙相上逆,遂令肺气不能下通于肾,肾气不能仰吸肺气下行,所谓在肾为虚也。恐阳气泄越,再加汗出,勉拟交通肺肾,参以丸药入下,以勉腻药壅滞胃口,即请商裁。

磁石(五钱,煅)　淡秋石(二钱)　天麦冬(各二钱)　紫蛤壳(七钱)　茯苓(三钱)　怀牛膝(三钱)　车前子(三钱)　粉丹

皮（三钱）　都气丸（五钱）　肥知母（钱半）　分二次服。　（《张聿青医案》）

【评析】该患者肾气亏虚，冬季感受凉燥之气，至春化为热邪，发为喘证。此即《素问·生气通天论》云："冬伤于寒，春必温病。"肾气不纳，虚阳上越，肺神不安，故以交通肺肾、平喘降逆之法治疗。

15. 燥伤咳嗽

胡六六　脉右劲。因疥疮，频以热汤沐浴，卫疏易伤冷热。皮毛内应乎肺，咳嗽气塞痰多。久则食不甘，便燥结，胃津日耗，不司供肺。况秋冬天降，燥气上加，渐至老年痰火之象。此清气热以润燥，理势宜然。倘畏虚日投滞补，益就枯燥矣。

霜桑叶　甜杏仁　麦冬　玉竹　白沙参　天花粉　甘蔗浆甜梨汁熬膏　（《临证指南医案》）

【评析】皮毛为肺之合。该患者平素肺气不足，又饮食起居不调，肺胃津伤，又感受秋冬凉燥之气，发为咳嗽。既有外燥内应于肺，又加病久肺胃之津干涸失润。肺有燥火，失其滋润为本案主要病机特点。叶天士治以甘寒滋润之品，益其肺胃之津，是为正法正治。对于虚人感邪咳嗽者，《张氏医通》云："当先轻解，渐收敛之，肺不致虚，邪不致滞，咳嗽自止矣。"

16. 阴疟

族某　三日疟经年未止，处暑后燥气加临，日发寒热，食顷烦嘈干呕，色悴甚，渴眩痔痛。此燥热伤阴，胃液虚而阴火上乘下迫也。仿甘露饮意，用生地黄（炒）、知母（酒炒）、麦冬、石斛、花粉、生白芍、阿胶（水化）。数服症退，用何人饮疟止。（《类证治裁》）

【评析】处暑之后为四之气太阴湿土与五之气阳明燥金交

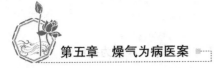

节之时,患者平素有疟疾,又被燥热之气所伤,胃阴亏虚,因此采用清热滋阴的方法治疗,疟久则以何人饮益气养血以治之。

17. 燥伤肝络

戊子七月十七日　汝　三十七岁　本有肝郁胁痛症,又受秋凉燥金之气,不惟腹痛大发,且有表症。午后身热,虽见血,乃燥气非湿温也。治在肝经与络也。

桂枝尖(三钱)　柴胡(三钱)　淡吴萸(三钱)　姜半夏(四钱)　归须(二钱)　苏子霜(二钱)　降香末(三钱)　广皮(三钱)　川椒炭(三钱)

煮三杯,分三次服。服此方一二日,燥气已退,去柴胡,再服二三帖。

肝郁胁痛,乃肝络中有瘀血方痛。古人金用新绛旋覆花汤,横走络者也。后人多用逍遥散,竖走经者也。故多不见效,况久病必治络乎。

新绛砂　桃仁　广郁金　旋覆花　归须　苏子霜　姜半夏香附　广皮炭　降香末　(《吴鞠通医案》)

【评析】患者平素肝气久郁,又被秋燥所伤,金木同病。吴鞠通《温病条辨》云:"金性沉著,久而不散,自非温通络脉不可。"肝郁胁痛无非气滞,肝失条达,故以柴胡、归须疏肝郁,吴萸、川椒、降香温燥通络,桂枝辛润,陈皮、苏子、半夏降气,使络脉开通,肝气条达,燥气外散得解。

18. 燥金滞下

丙戌六月十五日　孙　四十余岁　感受燥气,燥金克木,本有肝郁,故邪气乘之,现在胸痞微痛,先与开痞化郁。

旋覆花(包,三钱)　香附(二钱)　杏仁泥(三钱)　降香末(三钱)　广皮(二钱)　广郁金(三钱)

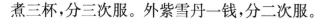

煮三杯,分三次服。外紫雪丹一钱,分二次服。

十六日　神昏烦躁,邪入心包,而又发黄,势甚重大,勉与开心包一法,与紫雪丹二三钱,以神清为度。汤药清湿热之黄。

飞滑石(六钱)　猪苓(三钱)　麦冬(不去心,四钱)　云苓块(连皮,五钱)　泽泻(三钱)　茵陈(三钱)

煮三杯,分三次服。

十七日　伏暑成痢,滞下红积,欲便先痛,便后痛减,责之积重,非温下不可。

生大黄(酒炒成黑,五钱)　川连(二钱)　广木香(二钱)安边桂(三钱)　黄芩(二钱)　生白芍(三钱)　降香末(三钱)红曲(三钱)　乌梅肉(三钱)　广皮炭(二钱)　归须(二钱)

煮成三大茶杯,每服半杯,以便前之痛止为度。

十八日　昨与温下,服药一杯而痛更甚。下皆红积,邪入肝络之故。于前方内加:

桃仁泥(三钱)　槟榔(剪,一钱五分)　地榆炭(二钱)

煎小半杯,投入前药,分二次服。

十九日　滞下红积,用温下法,服药竟剂而痛略减,仍用前法,稍减其制。

生大黄(酒炒半黑,三钱)　归须(二钱)　广木香(二钱)安边桂(去粗皮,二钱)　红曲(三钱)　槟榔(剪,一钱五分)　生白芍(二钱)　黄芩(一钱五分)　炒广皮(勿可太枯,二钱)　小茴香(炒黑,二钱)　川连(一钱五分)　乌梅肉(二钱)

煮三杯,分三次服,以痛止为度。

二十日　滞下痛减六七,脉渐小,拟仍服前方,不必竟剂,如痛止,接服此方。

生白芍(二钱)　厚朴(三钱)　小枳实(二钱)　炒黄芩(二

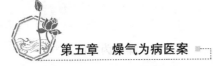

钱）　槟榔（一钱五分）　炒广皮（二钱）　杏仁泥（三钱）　川连（一钱五分）　白通草（三钱）　广木香（三钱）　红曲（三钱）　乌梅肉（一钱五分）

煮三杯,分三次服。

廿一日　陈积已去,余邪未净,右脉未静,目白睛仍黄,故知气分不清。议进苦辛淡法,宣导脉气,使余邪由膀胱化气而出,兼与开胃,令能纳谷。

云苓皮（五钱）　猪苓（三钱）　广木香（三钱）　姜半夏（四钱）　泽泻（三钱）　杏仁泥（三钱）　炒白芍（三钱）　厚朴（三钱）　炒广皮（二钱）　炒黄芩（二钱）　川连（姜汁炒,半枯,一钱五分）

煮三杯,分三次服。

廿二日　邪着里,不易外达,虽经下,气机究未宣畅,肛门坠滞。盖由受邪之际渐而深,故其化也亦缓而滞,非苦无能胜湿,非辛无能通利邪气,仍用前法,重与行气。

炒银花（二钱）　泽泻（三钱）　炒黄芩（二钱）　广木香（三钱）　茵陈（三钱）　归横须（二钱）　小枳实（三钱）　赤芍（一钱五分）　细甘草梢（二钱）　槟榔（剪,三钱）　川连（一钱五分）乌梅肉（二钱）

煮三杯,分三次服。

廿三日　夜半肛门痛甚,阴分邪气久羁,今日渐觉畏寒,阳明久不纳谷,胃气不充之故,未可纯任苦寒。今拟暂用白头翁汤法加温药,仍是苦辛复法,此权宜之计也。

白头翁（二钱）　秦皮（二钱）　广木香（三钱）　姜半夏（五钱）　归须（二钱）　丹皮炭（一钱五分）　川连（五分）　广橘皮（二钱）　防风根（一钱）　上肉桂（一钱五分）

煮三杯,分三次服。

廿四日 凡病日轻夜重者,皆属阴邪。昨药之偏于温者以此,今日肛门痛减者亦坐此。兹邪去大半,少寐不饥,正须商进疏补脾胃,胜湿仍不可少,盖胃和则神安矣,脾治则痢减矣。

焦白芍(三钱) 於术(土炒,二钱) 白头翁(整,二钱) 黄芩炭(一钱) 肉桂(一钱) 广木香(三钱) 姜半夏(五钱) 山连(炒,五分) 苍术炭(一钱) 云苓块(四钱) 广皮(炒,二钱) 乌梅肉(一钱五分) 高丽参(一钱)

煮三杯,分三次服。此方进而肛门愈坠痛,积滞反多。秽浊特甚者,扶正则余邪续出也。

廿五日 昨得轻补,肛门坠痛又甚,正旺驱邪之故。今日暂停扶正,注意逐邪,然久病亦不敢太过。舌白苔。

炒白芍(一钱五分) 安桂(二钱) 小茴香(炒炭,三钱) 炒黄芩(一钱五分) 归须(二钱) 槟榔(剪,二钱) 姜半夏(五钱) 秦皮(二钱) 南楂炭(二钱) 白头翁(整,三钱) 红曲(二钱) 炒山连(一钱)

煮三杯,分三四次缓缓服。

廿六日 昨与逐邪,浊腻续下,痛减。今议再加疏补,以扶正气。

白头翁(整,三钱) 肉桂(去皮,一钱五分) 炒於术(二钱) 炒白芍(二钱) 黄芩(炒,一钱五分) 小茴香(炒,三钱) 姜半夏(五钱) 归须(一钱五分) 南楂炭(二钱) 云苓块(五钱) 秦皮(二钱) 槟榔(剪,八分) 高丽参(一钱) 红曲(二钱) 炒山连(一钱)

煮三杯,分三次服。

廿七日 积滞渐轻微,有寒热,舌起白苔。

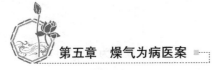

云苓块(连皮,三钱)　白芍(炒,一钱)　广木香(一钱)　姜半夏(三钱)　黄芩炭(八分)　焦神曲(一钱五分)　焦於术(二钱)　广皮(二钱)　南楂炭(八分)　高丽参(一钱)

煮三杯,分三次服。

廿八日　寒热止,积滞尚未尽,舌苔白浊而厚,是其征也。少寐少食,皆其故。于前方增其制,加宣通中焦。

云苓块(四钱)　白芍(炒,一钱)　广木香(三钱)　姜半夏(五钱)　黄芩(炒,一钱五分)　焦神曲(三钱)　益智仁(一钱五分)　於术(焦,二钱)　白蔻仁(一钱)　高丽参(一钱)　广皮(炒,三钱)　南楂炭(二钱)

煮三杯,分三次服。

七日初一日　今日夜间尚有宿积,舌微黄,则其伏邪未尽可知,犹非纯补纯清之症。

云苓块(四钱)　炒白芍(二钱)　焦於术(一钱五分)　姜半夏(三钱)　炒黄芩(二钱)　焦神曲(三钱,研)　益智仁(一钱五分)　生薏仁(三钱)　白蔻仁(冲,一钱)　高丽参(一钱)　炒广皮(二钱)

煮三杯,分三次服。

初四日　宿积犹然未净,舌白苔。

云苓块(五钱)　生苡仁(五钱)　於术炭(三钱)　姜半夏(四钱)　神曲(三钱)　白蔻仁(一钱五分)　益智仁(一钱五分)广皮(炒,三钱)

煮三杯,分三次服。

初八日　今日仍下宿积许多,舌根黑苔未净,肛门热痛,不寐。暂与清积,一二日后再议补法。

云苓块(五钱)　白头翁(二钱)　焦神曲(三钱)　焦白芍

（三钱） 姜半夏（三钱，研） 益智仁（二钱） 黄芩炭（二钱）
焦於术（三钱） 炒广皮（三钱）

煮三杯，分三次服。

十一日 痢虽止，而不寐不饥仍然，固系胃不和之故，但其
人平素好用心机，又届心事丛杂之际，未免过虑。议一面和胃，
一面兼补心气。

云苓（五钱） 野山参（二钱） 枣仁（炒熟，三钱） 麦冬（不
去心，三钱） 焦於术（二钱） 莲子（连皮、心，打，三钱） 远志
（去净骨，三钱） 姜半夏（三钱） 冰糖（三钱）

煮三杯，分三次服。（《吴鞠通医案》）

【评析】丙戌年为太阳寒水司天，太阴湿土在泉，时值三之
气少阳相火、四之气太阴湿土交节。患者平素肝气亏虚，又感受
燥金邪气，因此肺肝两伤。初诊，肝气郁结，邪陷胸膈则胸痞痛，
因此开痞化瘀，同时防止邪热内陷，外加紫雪丹。十六日，燥邪
热化，邪陷心营，以紫雪丹开窍醒神，兼清热利湿退黄。十七日、
十八日、十九日，伏暑外发，脾胃更伤，考虑司天在泉之气，以温
下之法治之。二十一日，邪气除，余邪未清，以苦辛淡法，宣导余
邪。二十三日，胃气不足，余邪未净，以白头翁汤加减治疗。二
十五日、二十六日、二十七日、二十八日宣通中焦，扶正祛邪。初
一日、初八日、十一日，泻下余邪宿积，邪去正安。

19. 阴虚燥证

向有跗肿，或大小足指痛不能行，每发必纠缠累月。近因心
境动扰，先觉脚痛，继以齿痛，延及左半头额颧颊，甚至身热左耳
流脓，迄今两旬。耳脓及额俱痛，而彻夜不能成寐，烦躁益增，咽
腭干燥，耳鸣口干，咯有凝血，食少便难，脉两关见弦。素体操劳
忧郁，由来久矣，心脾营虚是其质。近来复感风燥之火，上烁肺

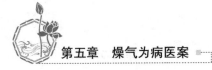

金，金不制木，肝阳化风化火，上扰清空，肺胃津液，皆为消烁，是以现症种种，虚实混淆。宜先用甘凉濡润，以存津液，以化虚燥。

　　鲜生地　知母　胡麻仁　夏枯草　茅根　驴皮胶　麦冬杭黄菊　西洋参　桑叶　石决明　枣仁　川芎　川贝母

　　又，连服甘凉濡润之剂，以存胃津、熄肝风，咽腭之燥已减，血亦渐止，右额浮肿亦退，大便虽涩而日行，胃纳亦安，脉左静小而虚，右关稍有弦象。惟寐尚少，即寐亦未酣适，鼻气窒塞，盖燥为虚邪而言，以素虚之体，易受燥邪也。其平素面跗庞然，两足易痛，原属阳明津虚，络脉久失濡润，故燥气如临，愈觉冲逆。今拟滋养肺胃，充润津液。肺金清肃，则肝木自平；胃气充和，则夜寐自安矣。至于节劳戒怒，则在自爱者留意焉。

　　鲜生地　麦冬　西洋参　蛤壳　桑叶　驴皮胶　橘红　丹皮　枇杷叶　金石斛　川贝　胡麻仁　（《清代名医医案精华·张千里医案》）

　　【评析】该患者平素心脾阴亏，又感受风燥邪气，导致肺胃津亏，金不制木，所以肝阳化火，发为燥证，方用甘凉濡润，以存津液。即《素问·至真要大论》云："燥化于天，热反胜之，治以辛寒，佐以苦甘。"二诊燥气已减，不寐为胃阴亏虚，胃不和则卧不安，患者仍有燥邪余存，因此，滋养肺胃津液，采取佐金平木之法，加以调理，使邪去正安。

20. 小儿内燥目疾

　　吴双翘兄幼女目疾　目得血而能视。黑轮上戴日久，涩痒羞明，弦烂流泪。眼科苦寒消散，屡服无功，可知无形之火，原非苦寒可折。王太仆云："寒之不寒，是无水也，壮水之主，以镇阳光。"小儿纯阳，从钱氏六味地黄汤治法。曩缘血虚肝燥，目痛羞明，苦寒消散，阴气益弱。今年厥阴司天，风木气王，秋深燥气倍张。肝藏血，其荣在爪。观其爪甲，枯槁剥落，肝血内涸显然。前议壮水，以平厥阳冲逆之威，继佐芍甘培土，酸味入阴，甘缓其急，交冬肾水主事，木得水涵，庶可冀安。

哭泣躁烦，究由脏燥。肝在窍为目，肺在声为哭。地黄滋肾生肝，二冬清肺润燥，所加黑羊胆汁引之者，盖肝位将军，胆司决断，胆附肝叶之下，肝燥胆亦燥矣。故取物类胆汁以济之，同气相求之义也。（《杏轩医案》）

【评析】厥阴风木司天，少阳相火在泉，全年风气亢盛，深秋燥气倍张。患儿肾气亏虚，受到风火邪气影响，又兼燥邪伤及肝血，目为肝之窍，肝血足，则目得所养而司灵明；肝血虚，则目失所养而视物昏花。前医不明患者虚实，以虚为实，误用苦寒，导致肾气损伤。患儿今"黑轮上戴"，为血燥生风；"色瘁羞明"，为阳明燥气所伤；"弦烂流泪"，为燥邪与热邪相合。故程杏轩以地黄丸治之，又兼羊胆汁为引，滋阴清热，诸证悉去。

21. 金胜木气治验

庚申金胜木气治验　是岁二月初旬，予邻传东洲内人分娩后，小腹痛者二十余日。医来皆谓血虚，用大剂四物汤，服久不解。予诊其肝脉沉数而弦，知庚岁金太过，初春之际，木气受抑而不能伸，故肝气郁于下而做痛矣。法当以升麻柴胡升提开发之。此《内经》"木郁达之"之意也。夫诸友作产后血亏治者，非不近理。但地黄、当归、芍药等补血之剂，皆味厚质重为阴中之阴，其性沉而喜降，则所谓抑郁之木气，愈觉不能伸。疾痛何由而止，第痛久气耗，须加人参。况病者亦已疲惫不能起枕，懒于言动，面白脱色及不思饮食，有此数症，非参不可至。用剂时，予筹之曰：第服药后，当身发大热，则郁者散矣，慎勿骇。申刻服药，夜分果热，天明热止而痛去什之七，再服而痛止。然何以知

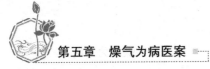

金运太过、木气受抑之验？盖彼时以立春后，草木方苗而梅始花，脉之沉弦得之矣。（《运气商》）

【评析】庚年为金运太过，金运太过则木气受抑。该患者发病时间为初春，初春属初之气厥阴风木当令之时；主证为分娩后小腹疼痛，脉沉数而弦，其机理为木气受抑而不能伸，肝气郁于小腹；木郁达之（《黄帝内经》），故当疏肝解郁使其气条达，故方用升麻柴胡升提开之发之，奏效。

22. 阳明燥暑治验

丁卯阳明燥暑治验　丁卯岁上见阳明，当季夏时燥暑最烈，文学孙仲迁内人分娩，骤感暑邪身热，皆作产后治，与焦姜、五灵脂、香附、延胡索等辛温之剂，而致谵语，烦，厥，眩，惫之极。延予诊视，予谓此感暑耳，已而转疟。因产后气血大虚，为调理月余而始痊。由是知产后气血多亏，寒暑之邪易于凑泊。惟具服者，自能辨其内伤外感之异而裁酌焉，慎勿以产后本症为泥滞也。（《运气商》）

【评析】年支为卯的年份，客气的司天之气为阳明燥金，主气的三之气为少阳相火，燥金乃次寒，性凉属阴，燥金之气与少阳相火之气相互搏结。该患者产后气血亏虚，表虚不固，季夏燥暑最烈之时，感受寒暑之邪，邪气客留，属体虚加外感，当与产后本虚相区别。

23. 阳明司天治验

癸酉阳明司天治验　癸酉季夏，阳明气旺，疟痢盛行。廉司吴讷如尊翁，因次郎君乡试来省，以感暑得痢症甫二日。予诊脉甚洪大，知受暑邪深也。遂急与香薷六一等大剂解散之，一日令进汤药两剂。次日，往候则脉和而痢止矣，因馈香连丸以清余热。夫疟痢皆暑邪为病，今时治痢多遵古法，而用大黄及青皮、槟榔等疏气消导，绝不与之发散，使邪热由浅入深，致上逆而攻胃作呕则殆矣。今惟初起即与之解散，故病亦随手而愈，以知医于气化之理，务求悟入而技自精矣。（《运气商》）

【评析】卯酉阳明化燥金，癸酉年阳明燥金司天，季夏暑热盛行，人感之而得痢。治痢古法多从湿热论之，大黄、青皮、槟榔等清热利湿兼以行气。然审天时在暑季，感受暑邪又逢阳明燥金司天，病之初期在表当解暑去燥邪，香薷夏月之麻黄、解表之要药，六一散清暑之剂，确定疾病之原因与机理，当抓住时机连进两剂，则邪除而痢止。

24. 阳明燥金南北政医案

桂宗簧孙，咳嗽失血，吐痰呕食，六脉数疾，两寸尤甚。岁值癸卯，北政阳明司天，法当两寸不应，今仅是而为数疾，岁气不符，治难决效。因思治病由来，乃缘芸窗攻读，耗损心阴，致心中之阳偏胜而为火矣。火胜则金伤，无以伸其气化之权，故逆上而成是症也。余于斯时，将何法以沃其焦枯耶？细究经昔惟以补心阴为主，以清肺燥为臣，而补肾补脾为之佐使可也。何以言之？盖心为君火，外阳而内阴，补其外阴，则外阳有所依附，壮火返为少火，食气何有？肺名娇脏，内蓄几何？久患心火之亢害，肺热叶焦，不有以清之，何以复其清虑之常？此补心清肺已完其症矣。而何是以补脾补肾为哉？不知肾系上通于心，以成既济，补肾即所以补心，心是滋母之外家而补之，又为隔三之治也。脾气散精，上归于肺，不补其母，病子何待？况久血不止，多以胃药收功。用之又相宜也。如此互治，则心阴复而肺气宁。咳血诸症无有不愈矣。岂非妻子合而父母顺，共序天伦之乐是也哉。但虑岁气不符，药力难挽，直抵大寒，命必倾矣。果如期而逝。（《续貂集》）

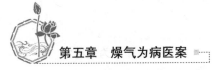

【评析】南北政,《黄帝内经》论述仅有几句原文,理解较难,后世争论较多,涉及医案也较少,此医案十分难得。总体而言,南北政是论述南政、北政之岁病证与脉的关系,有应与不应之分。该案为北政之年阳明燥金司天,据《黄帝内经》当两寸不应,然六脉俱数,两寸脉尤甚,是为"应"脉,与岁气不符。虽以补心清肺、补脾补肾之法治之,咳血等病证得以控制,但终为北政之岁不应而应,当为难治之病,故如医家所推论为危重之病证至大寒而病逝。列此南北政医案,以供学习参考。

25. 肺金刑木,发为抽搐

李寺丞子,三岁,病搐,自卯至巳。数医不治,后召钱氏视之。搐目右视,大叫哭。李曰:何以搐右? 钱曰:逆也。李曰:何以逆? 曰:男为阳而本发左,女为阴而本发右。若男目左视,发搐时无声,右视有声;女发时,右视无声,左视有声。所以然者,左肝右肺,肝木肺金,男目右视,肺胜肝也;金来刑木,二脏相战,故有声也。治之,泻其强而补其弱。心实者,亦当泻之。肺虚不可泻。肺虚之候,闷乱,哽气,长出气,此病男反女,故男易治于女也。假令女发搐目左视,肺之胜肝,又病在秋,即肺兼旺位,肝不能任,故哭叫。当大泻其肺,然后治心续肝。所以俱言目反直视,乃肝主目也。凡搐者,风热相搏于内,风属肝,故引见之于目也。钱用泻肺汤泻之,二日不闷乱,当知肺病退。后下地黄丸补肾,三服后,用泻青丸、凉惊丸各二服。凡用泻心肝药,五日方愈,不妄治也。又言:肺虚不可泻者何也? 曰:设令男目右视,木反克金,肝旺胜肺,而但泻肝,若更病在春夏,金气极虚,故当补其肺,慎勿泻也。《小儿药证直诀》

【评析】该案中,钱乙采用五运六气气化理论对疾病进行辨证。患者发病季节为秋季,发病之时为卯时到巳时,发病季节肺金本盛,患儿发为抽搐,此即"诸风掉眩,皆属于肝""诸禁鼓栗,如丧神守,皆属于火"(《素问·至真要大论》)。风热相搏于内,又兼肺金刑木,因此采用泻肺汤治疗,病愈后,以地黄丸补肾,三服后用泻青丸调理。自然界中,五运六气的升降为木左升,金右降,因此人体的气化亦为左升右降。肝属木,肺属金,因此肝左升,肺右降。又《素问·玉版论要》云:"女子右为逆,左为从;男子左为逆,右为从。"因此,钱乙指出:"发搐时无声,右视有声;女发时,右视无声,左视有声。所以然者,左肝右肺,肝木肺金,男目右视,肺胜肝也;金来刑木,二脏相战,故有声也。"

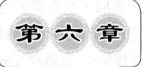

第六章

寒气为病医案

一、概述

1. 运气主时

寒气在五运中属于水运,属于太阳寒水主气。水气"在天为寒,在地为水"。寒气为冬季的主持,五运中的终之运、六气中的终之气均在隆冬寒水盛行的季节。

五运主时。主运的终之运所主时日为自立冬节后四日至大寒节,共计七十三日零五刻,是冬季寒气主时的季节。《素问·五运行大论》云:"水主丙辛。"岁运中,自然界出现寒气太过的表现年份为六丙年、六癸年,其中六丙年水运太过,六癸年为岁火不及、水来克之。客运中,丙辛年的初之运、乙庚年的二之运、甲己年的三之运、戊癸年的四之运、丁壬年的五之运都有寒气盛行的表现。

六气主时。六气中,太阳寒水为主气中的终之气,交气时间为小雪到大寒节气为止,共计六十日又八十七刻半。《素问·五运行大论》云:"辰戌之上,太阳主之。"辰戌年为太阳寒水司天,丑未年为太阳寒水在泉。客气中,子午年的初之气,巳亥年的二之气,辰戌年的三之气,卯酉年的四之气,寅申年的五之气,丑未年的终之气,均为太阳寒水所主。自然界中的寒气正常的情况下,冬季气候寒冷、阴气盛极,万物敛藏。自然界中的寒气太过会变成寒淫,亦称为寒邪,从而导致疾病发生。寒气为病,多发生在以太阳寒水客气司天、在泉或为间气的相应月份,也容易发生在水运太过或土运不及的年份。水气太过或不及,均能导致自然界的气候异常。自然界水气的异常气化往往导致人体的肾气从化,从而内生寒淫。寒邪性凝滞而主疼痛,伤于肌表,郁遏阳气,称为伤寒。寒邪直中于体内,伤及脏腑阳气,称为中寒。体内阳气不足,受到外界太阳寒水主气或客气的影响,寒从内生,成为内寒。寒气的性质,《素问·至真要大论》归纳为"诸寒收引,皆属于肾""诸病水液,澄澈清冷,皆属于寒"。

2. 藏气法时

水气对应的脏腑是肾脏和膀胱。肾为水藏,膀胱为水腑。《素问·五运行大论》记载了与肾脏对应的六气变化。"北方生寒,寒生水,水生咸,咸生肾,肾生骨髓,髓生肝。其在天为寒,在地为水,在体为骨,在气为坚,在脏为肾。其性为凛,其德为寒,其用为藏,其色为黑,其化为肃,其虫鳞,其政为静,其令霰雪,其变凝冽,其眚冰雹,其味为咸,其志为恐。恐伤肾,思胜恐;寒伤血,燥胜寒;咸伤血,甘胜咸。"人体的肾气与自然界的太阳寒水之气呼应,寒水之气的封藏之性在人体则为肾主闭藏。肾气变化在人体主要有以下三点:

肾主蛰,藏精气。自然界中,冬季阳气潜藏,春季阳气升发。人体的肾脏应冬,五行属水,具有潜藏之性。即《素问·六节藏象论》曰:"肾者主蛰,封藏之本。"肾闭藏精气,使其不致无故流失,从而使人体气化有原始动力,从而能够维持生命活动的正常进行。因此肾精藏而不泻,同时相火明而不衰,如果肾中精气不

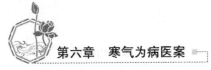

藏,则会导致肾不纳气,二便不摄,遗精早泄,甚则人体早衰等疾病。

肾为水脏。肾为水脏,主持和调节人体的水液输布、排泄过程。人体的水液输布和排泄与肺、脾、肾、肠、膀胱、三焦等脏腑相关,其中起到主要作用的则为肾脏。其中肾表现在两个方面:一是,肾气是水液输布的动力与根基。如《素问·水热穴论》曰:"肾者牝脏也,地气上者属于肾,而生水液也。"水液的输布需要肾气和肾精的支持。肾接纳肺输布的水液,通过肾气、肾阳的蒸腾将水液输布全身。肾精则通过肾阳的蒸化,传于脾肺,使脾肺气化正常。二是,肾调节尿液,如冬季阳气闭藏,腠理闭塞,肾气将水液下行膀胱,进行排泄;夏季阳气宣发,毛窍打开,则将水液蒸发,变为汗液。即《灵枢·五癃津液别》曰:"天暑衣厚则腠理开,故汗出……天寒则腠理闭,气湿不行,水下留于膀胱,则为溺与气。"

金水相生,肾主纳气。自然界中,金性肃杀收敛,水性闭藏,因此在季节上秋季与冬季相连,即金生水。人体中,金水相生主要指肺肾在人体的呼吸、水液输布等气化过程中存在着协同和依存。在人体的呼吸过程中,肺肾密切协调,肺主呼出,肾主吸纳,维持呼吸的深度。呼吸过程包含了肺气肃降和肾气上升的过程,维持人体的阴阳气机平衡。水液输布方面,肺通调水道,为水之上源,通过肺气宣发肃降,使水液一部分下行于肾,一部分输布全身。肾者主水,肾阳的蒸腾气化则有利于肺气。所以肺肾的气机相互协调,从而维持人体气、津的充足与平衡。

3. 致病机理

寒气为病的病因病机在《素问·至真要大论》中归纳为"诸病水液,澄澈清冷,皆属于寒""诸寒收引,皆属于肾"。寒为冬季主气,五行属水,冬季气候寒冷,若五运中的岁水太过或岁火不及之年,以及六气中的太阳寒水司天、在泉之年,冬季气候寒冷异常,加之雨淋涉水,或汗出当风,或其他季节气温骤降,可导致寒淫的产生。因寒淫伤及部位不同,则分为"伤寒"和"中寒"。江涵暾《笔花医镜》云:"伤寒之症,其症由表而入里……其有初起寒邪直中三阴者,其症腹冷痛,吐清沫,利清谷,蜷卧肢冷,囊缩吐蛔,舌黑而润,脉沉细。此寒症也。"

寒淫容易伤及人体阳气,如直中三阴经,则损伤肝脾肾之阳气,出现下利清谷、呕吐清水、四肢厥冷、畏寒倦怠等症。自然界中,冬季天寒地冻,发生热胀冷缩现象,人体感受寒淫,也因此导致肌肤收缩、关节不利、腹痛拘挛,即《素问·痹论》所云"痛者寒气多也,有寒故痛也"。寒性凝滞,往往导致气血不通,四肢厥冷。寒闭体表,导致伤寒病热,如脉浮、头项强痛、高热恶寒等。寒淫也容易伤及心肾,导致心火不能下济肾水。如《素问·至真要大论》云:"寒气大来,水之胜也,火热受邪,心病生焉。"

4. 司岁备物与用药

主运、客运为水运时或者主气、客气、司天在泉之气为太阳寒水时,应储备具有寒性的药物。如陈修园在《神农本草经读》中指出:"如太阳寒水司岁,则收取黄芩、大黄之寒类。"张元素在《医学启源》中提出该类药物为"寒沉藏",共计19味,即大黄、黄柏、黄芩、黄连、石膏、草龙胆、生地黄、知母、汉防己、茵陈蒿、朴硝、瓜蒌根、牡蛎、玄参、苦参、川楝子、香豉、地榆、栀子。

太阳寒水司天时,寒邪偏盛,应遵循"治以甘热,佐以苦辛,以咸泻之,以辛润之,以苦坚之"的原则,但要考虑到太阴湿土在泉,寒湿容易同化,所以应适当加入苦热之品以燥湿,同时佐酸淡之品以渗湿。如《三因极一病证方论》采用静顺汤治疗此类

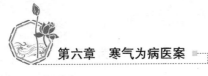

疾病。

静顺汤　治辰戌之年，太阳司天，太阴在泉，气化运行先天……治法宜用甘温平其水，酸苦补其火，折其郁气，资其化源，抑其运气，扶其不胜也。

附子(辛甘热)　炮姜(苦辛温)　木瓜(酸温)　茯苓(甘淡)　牛膝(苦酸)　甘草(甘平)　诃子(苦温)　防风(甘辛温)

自大寒至春分，去附子，加枸子。自春分至小满，依原方加枸子。自小满至大暑，去附子、木瓜、炮姜，加人参、枸子、地榆、白芷、生姜。自大暑至秋分，依原方加石榴皮。自秋分至小雪，依原方不加减。自小雪至大寒，去牛膝，加当归、白芍、阿胶。

二、医案评析

1. 寒水司天外感

刘云密曰：丁酉腊，人病头痛恶风，鼻出清涕，兼以咳嗽痰甚，一时多患此。用冬时伤风之剂而愈者固多，然殊治者亦不少。盖是年君火在泉，终之气，乃君火，客气为主气寒水所胜。经曰：主胜客者逆。夫火乃气之主，虽不同于伤寒之邪入经，然寒气已逆而上行，反居火位，火气不得达矣。所以虽同于风，投以风剂如羌活辈则反剧，盖耗气而火愈虚也。至于桂枝汤之有白芍，固不得当，即桂枝仅泄表实，而不能如麻黄能透水中之真阳以出也。故愚先治其标，用干姜理中汤佐五苓散，退寒痰寒水之上逆；乃治其本，用麻黄汤去杏仁，佐以干姜、人参、川芎、半夏，微微取汗。守此方因病进退而稍加减之，皆未脱麻黄，但有补剂，不取汗矣。病者乃得霍然。(《续名医类案》)

【评析】丁酉年，中运为木运不及，全年燥气偏盛，阳明燥金司天，上半年燥气偏盛；少阴君火在泉，下半年火气偏盛，运气结合,则可知燥气和火气为全年气候特点。本年主气少阳相火,客气阳明燥金,火克金,主克客,上半年为阳明燥金司天,此金可助客气之金,客气之金盛便可与主气少阳相火相争。而秋冬五气,主气阳明燥金,客气厥阴风木,金克木,主克客,下半年为少阴君火在泉,此火可克制主气金,主气受制则无力克制客气木。终气,主气太阳寒水,客气少阴君火,水克火,主克客,为不相得中之逆。患者在丁酉年腊月,感受寒邪,头痛恶风,鼻出清涕,兼以咳嗽痰甚,再加主气太阳寒水,所以用风剂和桂枝不足以祛邪,而以干姜理中汤佐五苓散,退寒痰寒水之上逆;用麻黄汤去杏仁,佐以干姜、人参、川芎、半夏,微微取汗,治其本。

2. 岁火不及,发为寒痉

易思兰治瑞昌王孙毅斋,年五十二,素乐酒色,九月初,夜起小解,忽倒地,昏不知人,目闭气粗,手足厥冷,身体强硬,牙关紧闭,诸医有以为中风者,有以为中气中痰者,用乌药顺气散等药,俱不效。又有用附子理中汤者,愈加痰响。五日后,易诊之,六脉沉细紧滑,愈按愈有力。乃曰:"此寒湿相搏,痉症也。痉属膀胱,当用羌活胜湿汤。"其兄宏道问曰:"病无掉眩,知非中风,然与中气中痰夹阴三者相似,先生独云痉病,但吾宗室之家过于厚暖者有之,何由得寒湿而成痉病耶?"易曰:"运气所为,体虚者得之,本年癸酉,岁火不及,寒水侮之,季夏土旺,土为火子,即能制水。七月八月,主气是湿,客气是水,寒水得令,不伏土制,是以寒湿相搏,太阳气郁而不行,其证主项背强直,卒难回顾,腰似折,项似拔,乃膀胱经痉病也。其脉沉细紧滑,沉为病在里,细为湿,紧为寒,中又有力而滑,此寒湿有余而相搏也。若虚证之脉,但紧细而不滑。若风脉当浮。今脉不浮而沉,且无掉眩等证,何为中风? 若痰气之脉不紧,今脉紧而体强直,何言中气中痰? 痉

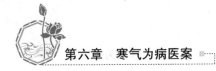

病诗云:强直反如弓,神昏似中风,痰流唇口动,瘛疯与痫同。"乃先以稀涎散吐痰一二碗,昏愦即醒,随进胜湿汤,六剂痉愈,以八味丸调理一月,精气复常。(《古今医案按》)

【评析】该患者发病年为癸酉年。癸年中运岁火不及,寒乃大行。酉年为阳明燥金司天,少阴君火在泉。七八月为太阴湿土主气,太阳寒水客气加临,患者平素被酒色所伤,脏腑阳气亏虚,寒湿之气外伤太阳经,表现为颈项强直,身体僵硬。《素问·至真要大论》云:"诸痉项强,皆属于湿。"因此治疗采用散寒燥湿,先涌吐痰涎,再以羌活胜湿汤调治。本案中,易思兰除了依据五运六气理论诊治疾病外,还对痉病和中风进行鉴别。痉病发作中常常伴有神昏,痉病神昏多在抽搐之后发生,抽搐时间长,发作后没有半身不遂、头目眩晕等症状;中风大多起病即有神昏,抽搐时间短,发作后有半身不遂等特有症状。

3. 寒湿瘟疫热化

雍正癸丑,疫气流行,抚吴使者属叶天士制方救之。叶曰:时毒疠气,必应司天。癸丑湿土气化运行,后天太阳寒水,湿寒合德,挟中运之火流行,气交阳光不治,疫气大行。故凡人之脾胃虚者,乃应其疠气,邪从口鼻皮毛而入,病从湿化者,发热目黄,胸满丹疹泄泻,当察其舌色,或淡白,或舌心干焦者,湿邪犹在气分,甘露消毒丹治之。若壮热旬日不解,神昏谵语斑疹,当察其舌锋干光圆硬,津涸液枯,是寒从火化,邪已入营矣,用神犀丹治之。

甘露消毒丹方:飞滑石十五两,淡黄芩十两,茵陈十一两,藿香四两,连翘四两,石菖蒲六两,白蔻仁四两,薄荷四两,木通五两,射干四两,川贝母五两。生晒研末,每服三钱,开水调下,或神曲糊丸如弹子大,开水化服亦可。

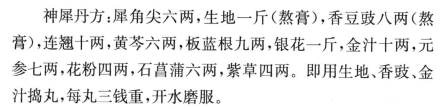

神犀丹方：犀角尖六两，生地一斤（熬膏），香豆豉八两（熬膏），连翘十两，黄芩六两，板蓝根九两，银花一斤，金汁十两，元参七两，花粉四两，石菖蒲六两，紫草四两。即用生地、香豉、金汁捣丸，每丸三钱重，开水磨服。

二方活人甚众，时比之普济消毒饮云。（《续名医类案》）

【评析】癸丑年，中运为火运不及，全年寒水之气偏盛，太阴湿土司天，上半年湿气主事；太阳寒水在泉，下半年寒气主事。挟中运之火流行，气交之中阳光不治，疫气大行。邪从口鼻皮毛而入，病从湿化。若寒从火化，邪已入营分，则神昏谵语、斑疹。叶天士用甘露消毒丹治邪在气分，神犀丹治疗营血、开窍醒神，效如桴鼓。

4. 寒疫霍乱

赵右　寒疫不正之气，挟湿滞互阻，太阴阳明为病。清浊相干，升降失常，忽然吐泻交作，脉伏肢冷，目陷肉削，汗出如冰。脾主四肢，浊阴盘踞中州，阳气不能通达，肢冷脉伏，职是故也。阴无退散之期，阳有散亡之象，阴霍乱之重症，危在旦夕。勉拟通脉四逆汤加味，驱内胜之阴，复外散之阳。未识能有挽回否。

熟附片（三钱）　姜川连（八分）　仙半夏（钱半）　猪胆汁（三四滴，冲服）　淡干姜（五分）　炙甘草（五分）　赤猪苓（各三钱）　淡吴萸（三分）　制小朴（八分）　葱白头（三个）　（《丁甘仁医案》）

【评析】本案为寒疫之气夹湿外感。《温病条辨》云："世多寒疫者……盖六气寒水司天在泉，或五运寒水太过之岁，或六气中加临之客气为寒水，不论四时，或有是证，其未化热而恶寒之时，则用辛温解肌；既化热之后，如风温证者，则用辛凉清热，无二理也。"患者为寒疫重症，内阴外阳格拒，正气大衰。阳气外脱

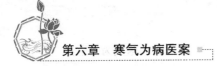

则汗出,阴气内格则肢冷,危在旦夕,以通脉四逆汤加味,破阴回阳,通达内外。

5. 寒湿疫

今年天运寒水,地气湿土。春夏雨湿泛潮,郁勃秽浊之气。人在气交中,口鼻触受,直走胃络募原,分布上下。如此症初病,头胀痞闷,呕恶必舌白,病全在气分,为里中之表。芳香逐秽,淡渗逐痰。此不为,仅以陶氏全书方案竞进。彼寒分六经,热犯三焦,不同道也。且医药初用即泻,暑必挟湿也。消之不降,清之不应。此湿邪乃是无形,医治却是有形。今诊脉小涩,舌干口渴不能汤饮,胸次软而涩,仍有呕逆之状。当温脾阳以运湿,仍佐辛香,可望其效。

草果　桂枝木　茯苓皮　厚朴　防己　广皮　木防己

(《扫叶庄医案》)

【评析】该患者发病年为太阳寒水司天,太阴湿土在泉。全年气候偏于寒湿,所以容易产生寒湿疫气,秽浊之气由口鼻触受,直走胃络募原。《灵枢·岁露论》云:"乘年之衰,逢月之空,失时之和,因为贼风所伤,是谓三虚。"此即天时不正之气,加上脾胃元气亏虚,又被邪气所伤,导致温疫发生。此类寒疫治疗则采用散寒除湿、健运脾胃的方法治疗。

6. 寒水客气,太阳中风

廿五日　张　今年风木司天,现在寒水客气,故时近初夏,犹有太阳中风之症。按太阳中风,系伤寒门中第一关,最忌误下,时人不读晋唐以上之书,故不识症之所由来。仲景谓太阳至五六日太阳症不罢者,仍从太阳驱去,宜桂枝汤。现在头与身仍微痛,既身热而又仍恶风寒,的是太阳未罢,理宜用桂枝汤,但其人素有湿热,不喜甘,又有微咳,议于桂枝汤内去甘药,加辛燥,服如桂枝汤法。

桂枝（六钱）　半夏（四钱）　陈皮（三钱）　白芍（四钱）　杏仁（三钱）

水八杯，煮成三杯。先服一杯，即啜稀热粥令微汗佳；有汗，二三杯不必啜粥；无汗，仍然。

廿六日　太阳中风误下，胸痞四五日，太阳症未罢。昨用太阳症仍在例之桂枝汤法，今日恶寒已罢，头目已清，惟胸痞特甚，不渴舌白而壮热，泄泻稀水频仍。仲景法云：病发于阳而误下之成胸痞者，泻心汤主之。今用其法。

再经谓脉不动数者，为不传经也。昨日以动数太甚，断无不传之理，可畏在此。

茯苓（连皮，五钱）　干姜（五钱）　生姜（三片）　半夏（五钱）　黄连（三钱）

煮三杯，分三次服。

廿七日　太阳中风误下，前日先与解外，昨日太阳症罢，即泻胸痞，今日胸痞解，惟自利不渴，舌灰白，脉沉数。经谓自利不渴者，属太阴也。太阴宜温，但理中之人参、甘草恐不合拍，议用其法，而不用其方。

茯苓（连皮，一两）　苍术炭（四钱）　干姜（五钱）　半夏（六钱）　广皮炭（二钱）　生姜（五钱）

煮三杯，分三次服。

廿八日　太阳中风，先与解外，外解已，即与泻误下之胸痞，痞解而现自利不渴之太阴症，今日口不渴而利止，是由阴出阳也。脉亦顿小其半，古云脉小则病退，但仍沉数，身犹热，而气粗不寐，陷下之余邪不净。仲景《伤寒论》谓真阴已虚、阳邪尚盛之不寐，用阿胶鸡子黄汤。按：此汤重用黄芩、黄连，议用甘草泻

173

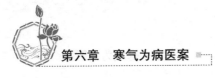

心法。

半夏（五钱） 黄芩（四钱） 生姜（三钱） 云苓（三钱） 山连（三钱） 大枣（去核，二枚） 甘草（三钱）

煮三杯，分三次服。

廿九日 脉沉数，阴经热，阳经不热，是陷下之余邪在里也。气不伸而哕，哕者，伤寒门中之大忌也，皆误下之故。议少用丁香柿蒂汤法，加黄连以彻里热，疏逆气。

公丁香（二钱） 黄芩（三钱） 柿蒂（九枚） 真山连（一钱）广皮（二钱） 姜汁（冲，三茶匙）

煮二杯，分二次服。

初一日 误下成胸痞自利，两用泻心，胸痞自利俱止。但陷下之邪，与受伤之胃气搏而成哕，昨用丁香柿蒂汤去人参加芩连，方虽易，仍不外仲景先师苦辛通降之法，病者畏而不服。今日哕不止，而左脉加进，勉与仲景哕门中之橘皮竹茹汤，其力量减前方数等矣。所以如此用者，病多一日，则气虚一日，仲景于小柴胡汤中即用人参，况误下中虚者乎？

广皮（六钱） 半夏（三钱） 生姜（五钱） 竹茹（五钱） 炙甘草（四钱） 人参（二钱，若无人参，以洋参代之） 大枣（去核，四枚）

煮三杯，分三次服。

初二日 误下中虚气结成哕，昨与《金匮》橘皮竹茹汤，今日哕减过半。古谓效不更方，仍用前法。但微喘而舌苔白，仲景谓喘家加厚朴、杏子佳，议以前方内加厚朴、杏仁。

广皮（六钱） 老厚朴（二钱） 生姜（三钱） 竹茹（五钱）杏仁泥（三钱） 大枣（去核，二枚） 洋参（三钱） 炙甘草（五钱）

煮三杯,分三次服。

初三日 于原方内加柿蒂三钱。

初四日 误下之陷症,哕而喘,昨连与《金匮》橘皮竹茹汤,一面补中,一面宣邪,兹已邪溃,诸恶候如失,脉亦渐平。但其人宗气受伤不浅,议与小建中汤加橘皮、半夏,小小建立中气,调和营卫,兼宣胃阳,令能进食安眠。

焦白芍(六钱) 桂枝(四钱) 生姜(三片) 新会皮(一钱) 半夏(四钱) 大枣(去核,三枚) 炙甘草(三钱) 胶饴(一两,去渣后化入,搅令匀,再上火二三沸)

煮三杯,分三次服。

初五日 病解后,微有饮咳,议与小建中去胶饴,加半夏、广皮、茯苓、苡仁、蔻仁、杏仁。

桂枝(四钱) 炒白芍(六钱) 广皮(三钱) 半夏(五钱) 茯苓块(三钱) 生姜(三片) 苡仁(五钱) 白蔻仁(一钱) 大枣(去核,二枚) 杏仁(二钱) 炙甘草(三钱)

煮三杯,分三次服。

初六日 病后两服建中,胃阳已复,脾阳不醒,何以知之?安眠进食,是为胃阳复;舌起白滑苔,小便短,大便不解,脉作数,是脾阳未醒,而上蒸于肺也。议与宣利三焦法,以醒脾阳。

半夏(五钱) 小枳实(三钱) 苡仁(五钱) 茯苓(五钱) 益智仁(一钱) 广皮(三钱) 杏仁(五钱) 白通草(一钱)

煮三杯,分三次服。

初八日 大小便已利,脉仍洪数,舌白滑,苔未除,仍宜苦辛淡法,转运脾阳,宣行湿热。

茯苓皮(五钱) 半夏(五钱) 黄柏炭(三钱) 生苡仁(五钱) 杏仁(三钱) 苍术炭(三钱) 白蔻仁(一钱五分) 广皮

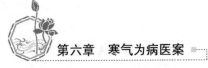

（一钱五分） 黄芩炭（三钱）

煮三杯，分三次服。

十一日 脉仍沉数，舌苔反白滑，仍宜建中行湿，以除伏邪。湿最伤气，非湿去气不得健，与急劫湿法。

茯苓皮（五钱） 制苍术（四钱） 白蔻仁（一钱五分） 姜半夏（五钱） 生苡仁（五钱） 黄芩炭（二钱） 煨草果（四钱） 黄柏炭（二钱） 炒广皮（一钱五分） 杏仁泥（三钱） 益智仁（二钱）

煮三杯，周十二时服完。（《吴鞠通医案》）

【评析】发病之年的司天之气为厥阴风木，在泉之气为少阳相火，患者在二、三之气交气之时发病，因为二之气为太阳寒水加临少阴君火，三之气厥阴风木加临少阳相火，所以春夏之交，天气当热，但是上升的热气反而被太阳寒水客气所抑，所以言"故时近初夏，犹有太阳中风之证"。

7. 外感风寒案

朱丹溪治一人，素嗜酒，因暴风寒，衣薄，遂觉倦怠，不思饮食，至夜大发热，遍身疼痛如被杖，微恶寒，天明诊之，六脉浮大，按之豁然，左为甚，因作极虚受风寒治之。人参为君，黄芪、白术、归身为臣，苍术、甘草、木通、干葛为佐，使大剂与之，至五帖后，通身汗如雨，凡三易被，得睡，觉来诸症悉除。（《古今医案按》）

【评析】该患者阳气本虚，外感寒邪。《丹溪纂要》云："有卒中天地之寒气，曰中寒……夫伤寒有即病，有不即病，因其旧有郁热，风寒外束，肌腠自密，郁发为热，病邪循经而入，以渐而深。初用麻黄、桂枝辈微表而安，以病体不甚虚也。中寒则仓卒感受，其病即发而暴，因其腠理疏豁，一身受邪，难分经络，无热可

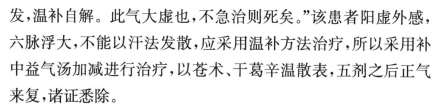

发,温补自解。此气大虚也,不急治则死矣。"该患者阳虚外感,六脉浮大,不能以汗法发散,应采用温补方法治疗,所以采用补中益气汤加减进行治疗,以苍术、干葛辛温散表,五剂之后正气来复,诸证悉除。

8. 寒水司天,发为黄疸

戊申春,一妇人六十岁,病振寒战栗(太阳寒水客也),呵欠喷嚏(足少阳溢),口亡津液(足阳明不足也),心下急痛而痞(手足太阴受寒也,故急痛太阴血滞为痞),身热近火(热在皮表,寒在骨髓,亦振寒栗也),下恶寒(丹田有寒),浑身黄而白睛黄(寒湿也,以余症推之知其寒也),溺黄赤而黑频数(寒湿盛也),自病来身重如山,便著床枕(至阴湿盛也),其诊脉得左右关并尺命门中得弦而急极细,杂之以洪而极缓(弦急为寒,加之以细,细者北方寒水,杂以又洪大者,心大受制也,缓甚者,湿胜出黄色也),左手按之至骨,举止来实者(壬癸俱旺也),六脉按之俱空虚者(下焦无阳也)。先以轻剂去其中焦寒湿,兼退其洪大脉,理中汤加茯苓是也,水煎冰之,令寒服之,谓之热因寒用,假寒以对足太阳之假热也;以干姜之辛热以泻真寒也,故曰"真对真,假对假"。若不愈,当以术附汤冰之令寒,以补下焦元气也。(《续名医类案》)

【评析】戊申年春,为少阴君火加临厥阴风木,春季升温快,邪气容易热化。前一年为丁未年,终之气太阳寒水加临太阳寒水。该患者为春季感受寒邪,同时受到前一年终之气太阳寒水的影响,中焦阳气亏乏,寒湿内蕴,导致浑身黄而白睛黄。脉象"左右关并尺命门中得弦而急极细,杂之以洪而极缓""六脉按之空虚",说明元阳亏乏,虚阳外浮,真寒假热。所以治疗以理中汤加茯苓,药物宜寒服,以防止病重拒药。

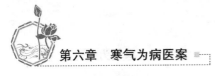

9. 伤寒两感

姚左　伤寒两感，太阳少阴为病。太阳为寒水之经，本阴标阳。标阳郁遏，阳不通行，故发热恶寒而无汗。少阴为水火之脏，本热标寒。寒入少阴，阴盛火衰，完谷不化，故腹痛而洞泄。胸闷呕吐，舌苔白腻，食滞中宫，浊气上逆。脉象沉迟而细。仲圣云：脉沉细，反发热，为少阴病。与此吻合。挟阴挟食，显然无疑。症势非轻，姑拟温经达邪，和中消滞。

净麻黄（四分）　熟附子（一钱）　霍苏梗（各钱半）　制川朴（一钱）　枳实炭（一钱）　仙半夏（二钱）　赤苓（三钱）　白蔻仁（八分，开）　六神曲（三钱）　生姜（一片）　干荷叶（一角）

二诊　服温经达邪、和中消滞之剂，得微汗，恶寒发热较轻。而胸闷呕吐，腹痛泄泻，依然不止。苔腻不化，脉沉略起。太阳之经邪，虽有外解之势，少阴之伏邪未达，中焦之食滞互阻。太阴清气不升，阳明浊气不降也，恙势尚在重途。还虑增剧，仍守原法出入，击鼓而进取之。

荆芥（一钱）　防风（一钱）　淡豆豉（三钱）　熟附子（一钱）藿苏梗（各钱半）　仙半夏（二钱）　生姜（二片）　枳实炭（一钱）制川朴（一钱）　六神曲（三钱）　大腹皮（二钱）　酒炒黄芩（一钱）　干荷叶（一角）

三诊　脉沉已起，恶寒已而身热未退，泄泻止而呕恶胸闷。渴喜热饮，心烦少寐，舌转灰腻。少阴之邪已转阳明之经。中焦之食滞，与素蕴之湿浊，互阻不化也。脉证参合，渐有转机。今拟透解阳明之经邪，宣化中焦之湿滞。

粉葛根（二钱）　淡豆豉（三钱）　嫩前胡（钱半）　藿香梗（钱半）　炒黄芩（钱半）　仙半夏（二钱）　枳实炭（一钱）　炒竹茹（钱半）　六神曲（三钱）　大腹皮（二钱）　赤茯苓（三钱，朱砂

拌）　干荷叶（一角）

四诊　得汗表热大减，而里热尚炽，呕恶止而胸脘不舒。渴喜冷饮，心烦少寐，小溲短赤，舌边尖红绛碎痛，苔转薄黄，脉象濡数。良由寒已化热，热又伤阴，津少上承，心肝之火内炽。还虑劫液之变，今拟生津清解而降浮火。邪却津生，始得坦然。

天花粉（三钱）　川雅连（四分）　江枳壳（一钱）　生甘草（五分）　连翘壳（三钱）　炒竹茹（钱半）　炒黄芩（钱半）　朱茯神（三钱）　川贝母（二钱）　活芦根（一尺，去节）

五诊　表里之热均减。渴喜冷饮，心烦少寐，小溲短赤，舌红绛碎痛，糜点已起，脉左弦数、右濡数。此阴液已伤，津乏上承，心肝之火内炽，伏热蕴湿交蒸。病情变化，正难预料。仍以滋液生津，引火下行。

西洋参（钱半）　生甘草（五分）　鲜生地（四钱）　川连（五分）　川通草（八分）　天花粉（三钱）　川贝母（二钱）　连翘（三钱）　白薇（钱半）　北秫米（三钱，包）　鲜竹叶（三十张）　活芦根（一尺，去节）

六诊　热势渐退，舌糜亦化，佳兆也。而心烦少寐，渴喜冷饮，脉数不靖。阴液伤而难复，虚火旺而易升。邪热已解，余焰未清。仍守增液生津，引火下行。药既获效，毋庸更张。

原方加琥珀多寐丸钱半、野蔷薇花露半斤入煎。（《丁甘仁医案》）

【评析】该患者为伤寒两感，寒邪伤及太阳经，则发热恶寒无汗。寒邪伤及少阴经，心肾两脏均为本热标寒之脏，火不生土，脾阳亏虚，故食积内伤，水谷不化，腹痛洞泻，故以温经散邪、和中化滞方法治疗。二诊得微汗，恶寒发热较轻，腹痛、泄泻依然，太阳之邪虽解，但少阴伏邪未达，仍守原法为治。三诊恶寒

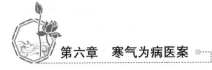

已、身热未退，中焦食滞。四诊、五诊里热均减。六诊热退，以增液生津法善后。

10. 寒湿水肿

弟 寒湿肿胀，水渍经隧，少腹、阴囊、腿、足通肿，大腹按之硬，缺盆平，肢冷目黄，面颊俱浮，便滑溺少，脉沉迟而虚，背寒腹热，坐不得卧。病在水分，法先分消，佐以通阳。防己、木通、大腹皮（洗）、猪苓、茯苓、薏米、半夏、砂仁壳、附子、姜。三服，肿退肢暖。命却咸食淡，然后主以健运，佐以淡渗。去防己、木通、腹皮、附子，加生术、鸡内金（炙）、半夏曲（炒）、杜仲。数服食进，微汗出，囊湿便干，此经腑水湿俱有出路。惟诊左尺虚，酌肾气汤桂心、牛膝、车前、茯苓、山药、椒目、茵陈、五加皮、薏米。十数服悉愈。后常用八味丸调理得安。（《类证治裁》）

【评析】患者被寒湿之气侵袭，发为水肿。脾肾阳气亏虚，水势凶猛，故少腹、阴囊、腿、足通肿，全身肿胀，坐不得卧。《素问·水热穴论》云："故水病下为胕肿大腹，上为喘呼，不得卧者，标本俱病。故肺为喘呼，肾为水肿，肺为逆不得卧，分为相输，俱受者水气之所留也。"故急则治标，分消水肿，兼以温阳。后以淡渗利水，温补胃阳，取《素问·水热穴论》"肾者，胃之关也"之意，标本同治。后期以肾气汤加减、八味丸调摄，此为缓则治本。

11. 寒湿痛痹

李 左臂自肩以下骨节大痛，《经》所谓寒胜则痛也。来势甚骤，若游走上下骨骸，即俗谓白虎历节风，痛如虎咬，刻不可忍。此非厉剂不除，投以川乌头（炮、去脐皮）、草乌头（炮、去皮、姜汁制）、油松节一剂，服后饮酒，以助药势达病所。夜半，身麻汗出，平旦而病若失矣。此仿活络丹法。（《类证治裁》）

【评析】本案为寒气伤及经络骨节，发为痹证。林佩琴《类证治裁》云:"痛风,痛痹之一症也,其痛有常处……其历节风,痛无定所,遍历骨节,痛如虎啮。又名白虎历节,盖痛风之甚者也。或饮酒当风,汗出浴水,因醉犯房,皆能致之。其手指挛曲,身多疯瘟,其肿如脱,渐至摧落,其痛如掣,不可屈伸,须大作汤丸,不可例以常剂治,乌头汤主之。"疼痛剧烈,以大辛大热的川乌、草乌散寒止痛,以松节油祛风胜湿,故获显效。

12. 寒则筋挛

灵寿县董监军,癸卯冬大雪时,因事到真定,忽觉有风气暴至。诊候得六脉俱弦甚,按之洪实有力,其证手挛急,大便秘涩。面赤热,此风寒始至加于身也。四肢者,脾也,以风寒之邪伤之,则搐急而挛痹,乃风淫末疾而寒在外也。《内经》曰:寒则筋挛。正谓此也。本人素饮酒,内有实热,乘于肠胃之间,故大便秘涩而面赤热。内则手足阳明受邪,外则足太阴脾经受风寒之邪。用桂枝、甘草以却其寒邪,而缓其急搐。又以黄柏之苦寒,滑以泻实而润燥,急救肾水。用升麻、葛根以升阳,气行手足阳明之经,不令遏绝。更以桂枝辛热,入手阳明之经为引用,润燥复以芍药、甘草专补脾气,使不受风寒之邪,而退木邪专益肺金也。加人参以补元气为之辅佐,加当归身去里急而和血润燥,此药主之。

芍药(五分) 升麻 葛根 人参 当归身 炙甘草(已上各一钱) 酒黄柏 桂枝(已上各二钱)

上锉如麻豆大,都作一服,水二大盏,煎至一盏,热服不拘时令,暖房中进火,摩搓其手。(《兰室秘藏》)

【评析】癸卯年,阳明燥金司天,少阴君火在泉。患者平素饮酒,内有湿热,脾胃正气不足,冬日触冒风寒之气,因此发为抽搐挛痹。《素问·痹论》云:"风寒湿三气杂至合而为痹也。"故东

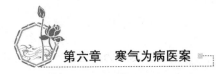

垣以桂枝、甘草辛甘化阳，缓肢体之急；黄柏苦寒，泻内热，存阴润燥；升麻、葛根为引经药；芍药、甘草酸甘化阴，补助脾胃正气；人参、当归气血双补，和血调中，诸证悉愈。

13. 阴疽化热

壬午冬，萃翁患外证甚重，因往候之。翁卧于床，谓予曰：背偶生毒，已经旬矣。知子不专疡科，故请潘日章兄看视。溃脓无多，并不痛楚，惟形疲食少，烦为诊之。切脉沉细而弱，观其毒形平塌，乃告之曰：此疽也。其病在阴，治须温补内托，由阴转阳，掀肿作痛，毒化成脓，庶几无虑。嘱邀潘日兄同议。方订十全大补汤加白芷、穿山甲，薄暮使来促云：刻病甚剧，祈速往。入室见翁靠坐于地，众皆仓皇。予惊问故，乃弟子桥先生言：家兄因起身更衣，站立不住，忽然跌仆。遂作昏晕，故此不敢动移。按脉迟细欲伏，面青肢冷，呕恶频频。予曰：此中寒也，病上加病，切防脱变。计惟参附汤以济其急，呕多胃逆，更以干姜佐之。古有霹雳散之名，形其迅速也。适日兄亦至，意见相符，于是用高丽参五钱，附子、干姜各二钱五分，令先扶掖上床，药熟倾服。予与日兄同坐室中，俟其消息。时届三鼓，渐见呕定肢温，神苏脉出。予喜曰：可无忧矣。令煎二渣与服。次早复召，谓日兄曰：昨夕中寒急暴，幸赖参附汤挽回，今视其疽，形仍平塌，尚不知痛，昨同议之方，犹恐不济。商以大剂养荣汤加附子。再诊，更增枸杞、菟丝、巴戟天及河车、鹿茸血肉之属，日渐知痛，肿起脓稠，腐化新生，治疗月余，疮口始敛。（《杏轩医案》）

【评析】壬年木运太过，午年少阴之气化君火，壬午年冬季阳明燥金加临太阳寒水。阳明燥金应肺，肺主皮毛，故易发疮痈之类的疾病。冬季阳明燥金之气在泉，燥气从寒而化，故患者病发阴疽。前医以十全大补加白芷、穿山甲治疗不效，痈痛渐渐化脓,乃寒邪化热之象。程杏轩考虑了当时发病季节在冬季,寒邪为主要外因。以高丽参、附子、干姜之剂用药,直入中焦脾胃。中焦脾胃乃后天之本,全身气机升降枢纽。继以枸杞、菟丝、巴戟天及河车、鹿茸血肉之品,温补先后天,渐渐转复阳气于体内,生机得复,药证相符则痛减,渐渐腐化新生,而疮口收敛

14. 中寒痉痹

丁　大寒节,真气少藏,阳挟内风旋动,以致痹中。舌边赤,中有苔滞。忌投攻风劫痰。益肾凉肝,治本为法。

生地　元参　麦冬　川斛　远志　石菖蒲　蔗浆　(《临证指南医案》)

【评析】"初大二春十三日,三运芒种十日晡。"大寒节气为初之运与初之气的起始节气,初之运为木运,风气主时;初之气为厥阴风木。都是阳气生发之气运,而与风气相合,故为阳挟内风旋动,病位多在肝。以本病病情而论,真气少藏,是肾损在先,后随时气而病生,故治本之法,在肝肾,息风阳,是治病求本而不忘参以时气。

15. 寒客肠胃,幼子吐乳

余季子于丁巳正月生于燕邸,及白露时甫及半周,余见新凉日至,虞裀褥之薄,恐为寒气所侵,每切嘱眷属保护之,而眷属不以为意,及数日后,果至吐泻大作,余即用温胃和脾之药,不效。随用理中等剂,亦不效,三日后,加人参三钱,及姜桂吴茱肉豆蔻之类,亦不效。至四五日,则随乳随吐,吐其半而泻其半,腹中毫无所留矣。余不得已,乃用人参五六钱,制附子、姜、桂等药各一二钱,下咽即吐,一滴不存,而所下之乳,则白洁无气,仍犹乳也。斯时也,其形气之危,已万无生理矣。余含泪静坐书室,默测其故且度其寒气犯胃而吐泻不止,若舍参、姜、桂、附之属,尚何术

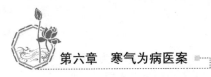

焉？伎已止此，窘莫甚矣？思之思之，忽于夜半而生意起，谓其胃虚已极，但药之气味略有不投，则胃不能受，遂拒而出，矧附子味咸，亦能致呕，必其故也。因自度气味，酌其所宜，似必得甘辣可口之药，庶乎胃气可安，尚有生意。乃用胡椒三钱（捣碎），加煨姜一两，用水二盅，煎至八分，另盛听用。又用人参二两，亦用水二盅，煎至一盅，另盛听用。用此二者，取其气味之甘辛纯正也。乃用茶匙调和二者，以配其味，凡用参汤之十，加椒姜汤之一，其味微甘而辣，正得可口之宜。遂温置热汤中，徐徐挑而与之，陆续渐进。经一时许，皆咽而不吐，竟得获效，自后乳药皆安，但泻仍未止也。自此四鼓服起，至午未间，已尽二两之参矣。参尽后忽尔躁扰呻吟，烦剧之甚，家人皆怨，谓以婴儿娇嫩，脏腑何堪此等热药？是必烧断肚肠也，相与抱泣。余虽疑之而不为乱，仍宁神熟思之，意此药自四鼓至此，若果药有难堪，何于午前相安，而此时遽变若此？其必数日不食，胃气新复，而仓廪空虚，饥甚则然也。旁有预备之粥，取以示之，则张皇欲得，其状甚急，乃与一小盏，辄鲸吞虎嗜，又望其余，遂复与半碗，犹然不足，又与半碗，遂寂然安卧矣。至次日，复加制附，始得泻止痊愈。（《景岳全书》）

【评析】此案为小儿受寒，寒邪客于肠胃，胃气虚极，不能受纳。小儿稚阴稚阳，脾胃娇弱，感受外邪，导致胃气上逆，引起呕吐，中气不守，发生腹泻。《颅囟经》云："小儿哕逆吐，皆胃气虚，逆气客于肠胃所作，当和胃气。"本案中，张景岳通过辨证分析，认为小儿吐药皆因胃气虚极，不能受纳导致。针对此状况，《素问·至真要大论》云："寒淫所胜，平以辛热，佐以甘苦，以咸泻之。"采用胡椒、生姜为引，二者皆能温胃散寒，降气止呕，再配合人参汤徐徐服入，患儿胃气得以受纳。临床上，受寒之后，服用热药,如寒邪在表,若见汗出热退,预后良好;寒邪在于肠胃,若见矢气频作,预后良好;若服药后脉躁心烦,寝卧难安,则预后不佳。患儿药后烦躁,一般情况下,会误认为是预后不良,然而景岳深思熟虑,认为是胃气来复,饥饿使然,给予热粥,后又以温药调养,患儿得以痊愈。本案为张景岳临证守方的典范,临床上,对疾病的异常表现应加以分析,病因、病机了然于胸,方能守方不疑,取得良好疗效。

16. 虚劳伤寒

又治一老人,饥寒作劳,患头痛、恶寒、发热、骨节疼、无汗、妄语时作时止。自服参苏饮取汗,汗大出而热不退。至第四日,诊其脉洪数而左甚。朱曰:此内伤证,因饥而胃虚,加以作劳,阳明虽受寒气,不可攻击,当大补其虚,俟胃气充实,必自汗而解。遂以参、芪、归、术、陈皮、甘草,加附子二片,一昼夜尽五帖。至三日,口稍干,言有次序,诸症虽解,热尚未退,乃去附,加芍药。又两日,渐思食,颇清爽,间与肉羹。又三日,汗自出,热退,脉虽不散,洪数尚存。朱谓此脉洪,当作大论,年高而误汗,以后必有虚证见。又与前药,至次日,自言病以来不更衣十三日矣,今谷道虚坐努责,迸痛如痢状不堪,自欲用大黄等物。朱曰:大便非实闭,乃气因误汗而虚,不得充腹,无力可努。仍用前药,间以肉汁粥及苁蓉粥与之,翌日,浓煎椒葱汤浸下体,方大便。诊其脉仍未敛,此气血仍未复,又与前药。两日小便不通,小腹满闷,但仰卧则点滴而出。朱曰:补药未至,与前方倍加参芪,两日小便方利。又服补药半月而安。(《古今医案按》)

【评析】本案系内伤伤寒,患者自行服用参苏饮后,导致胃气受损,发为便秘。朱丹溪准确辨证,恶寒发热则为邪气在表;妄语、时作时止,则为虚证;脉虽然洪,当做大论,即"大则为虚"

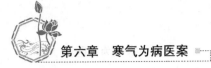

之意。因此治疗采用人参、黄芪等温补之品,以温胃气,胃气充实则诸证自除,同时用肉汁粥、苁蓉粥补益。此即《素问·藏气法时论》云:"毒药攻邪,五谷为养,五果为助,五畜为益,五菜为充。气味合而服之,以补精益气。"

17. 寒凝癥瘕

姜右 经停四月,忽然崩漏,状如小产,腹内作痛,泛泛呕吐,形瘦骨立,纳谷衰少,脉象弦细而数,苔薄腻而灰。前医疑是妊孕,叠投安胎之剂。参合脉症,肝脾两虚,寒瘀停凝。夫肝藏血,脾统血,藏统失司,气血不能循经而行,偶受寒气,停于腹内,状如怀孕,经所谓瘕病是也。症势沉重,非易图治,急与培补气阴、温通寒瘀。

炒潞党(二钱) 熟附块(二钱) 单桃仁(一钱五分) 炙黄芪(三钱) 炮姜炭(一钱) 杜红花(八分) 炒白术(二钱) 淡吴萸(一钱) 泽兰(一钱五分) 大红枣(五枚) 广木香(五分)

此药服三剂,崩漏腹痛均止,仍以前方去淡茱萸、桃仁、红花、泽兰,加杞子、杜仲、川断,共服十剂而愈。(《丁甘仁医案》)

【评析】该患者为寒邪外侵,与瘀血相互搏结,发为癥瘕积聚。尤在泾《金匮翼》云:"积聚之病,非独痰、湿、气、血,即风寒外感,亦能成之。然痰、食、气、血,非得风寒,未必成积;风寒之邪,不遇痰、食、气、血,亦未必成积。"对于积聚癥瘕,应根据胃气强弱,采用不同的治疗方法。本案病势沉重,患者不任攻伐,故采用培补气阴、温通寒瘀的方法治疗。

18. 大暑感寒,发为疟痢

丙寅六月初六日 某 其人本有饮咳,又加内暑外凉,在经之邪似疟而未成,在腑之邪泄泻未止,恐成滞下,急以提邪外出为要。按六脉俱弦之泄泻,古谓之木泄,即以小柴胡汤为主方,况加之寒热往来乎！六脉俱弦，故谓脉双弦者寒也，指中焦虚寒而言，岂补水之生熟地所可用哉！现在寒水客气、燥金司天，而又大暑节气，与柴胡二桂枝一法。

柴胡（六钱）　焦白芍（二钱）　青蒿（二钱）　桂枝（三钱）藿香梗（三钱）　生姜（三钱）　半夏（六钱）　广橘皮（三钱）　大枣（去核，二枚）　黄芩（二钱）　炙甘草（一钱）

煮三杯，分三次服。寒热止，即止。

初八日　寒暑兼受，成疟则轻，成痢则重。前与柴胡二桂枝一汤，现在面色青，热退寒重，痰多而稀，舌之赤者亦淡，脉之弦劲者微细，不渴，阳虚可知，与桂枝柴胡各半汤减黄芩加干姜。

桂枝（三钱）　炒白芍（一钱五分）　干姜（三钱）　柴胡（三钱）　炒黄芩（一钱）　生姜（五钱）　半夏（六钱）　炙甘草（二钱）　大枣（去核，三枚）

煮三杯，分三次服。

初九日　内暑外寒相搏成疟；大便溏泄，恐致成痢。口干不渴，经谓自利不渴者属太阴也，合之腹痛则更可知矣。仲景谓表急急当救表，里急急当救里。兹表里无偏急之象，议两救之。救表仍用柴胡桂枝各半汤法，以太少两经俱有邪也；救里与理中汤。

桂枝（四钱）　焦白芍（二钱）　良姜（二钱）　柴胡（四钱）黄芩炭（一钱）　半夏（六钱）　炙甘草（一钱五分）　川椒炭（三钱）　生姜（五钱）　苡仁（五钱）　白蔻仁（一钱五分）　大枣（去核，三枚）　干姜（三钱）

煮三杯，分三次服。

初十日　昨用两救表里，已见小效，今日仍宗前法而退之，以脉中阳气已有生动之机故也。不可性急，反致偾事。

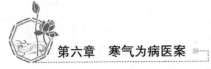

　　桂枝（三钱）　炒白芍（二钱）　炒厚朴（二钱）　柴胡（三钱）
炒黄芩（一钱五分）　炙甘草（一钱五分）　半夏（六钱）　川椒炭
（二钱）　生姜（五钱）　干姜（二钱）　煨草果（一钱）　大枣（去
核，二枚）

　　煮三杯，分三次服。

　　十一日　内而痰饮蟠踞中焦，外而寒暑扰乱胃阳。连日已
夺去成痢之路，一以和中蠲饮为要。盖无形之邪，每借有形质者
以为依附也。

　　桂枝（三钱）　焦白芍（二钱）　枳实（三钱）　柴胡（三钱）
黄芩炭（一钱五分）　青蒿（三钱）　杏仁（三钱）　茯苓皮（五钱）
广皮（二钱）　半夏（一两）　白蔻仁（一钱五分）　生姜（三片）
苡仁（五钱）

　　煮三杯，分三次服。

　　十二日　杂受寒暑，再三分析，方成疟疾。以伏暑成疟则
轻，寒多热少，脉沉弦，乃邪气深入，与两阴阳之中偏于温法。

　　青蒿（三钱）　藿香梗（三钱）　枳实（二钱）　柴胡（三钱）
姜半夏（八钱）　良姜（二钱）　厚朴（三钱）　瓜蒌皮（二钱）　生
姜（五片）　槟榔（一钱）　黄芩炭（一钱五分）　大枣（去核，二枚）

　　煮三杯，分三次服。

　　十四日　寒热少减，胸痞甚，去甘加辛，去大枣，加生姜。

　　十六日　脉弦细，指尖冷，阳微不及四末之故。兼之腹痛便
溏，痰饮咳嗽，更可知矣。以和胃阳、温中阳、逐痰饮立法。

　　半夏（六钱）　生苡仁（五钱）　干姜（二钱）　杏仁（五钱）
川椒炭（三钱）　炒广皮（三钱）　桂枝（三钱）　白蔻仁（二钱）
生姜（三片）

　　煮三杯，分三次服。（《吴鞠通医案》）

【评析】本案根据吴鞠通医案分析,年份应为卯酉年。该年六气为阳明燥金司天,患者发病节气为大暑节气,为三之气与四之气交节之时。三之气为阳明燥金加临少阳相火,四之气为太阳寒水加临太阴湿土,因此感受三之气的暑热之邪伏藏于内,四之气的寒湿之邪伤于外,导致内暑外凉,寒热之邪交争,故云"在经之邪似疟而未成",因此采用和解少阳、表里同治的方法,以柴胡二桂枝一汤加减。初八日,患者素体阳气亏虚,再兼太阳寒水客气影响,因此热退寒重,病情寒化,以桂枝柴胡各半汤减黄芩,加干姜。初九日、初十日,寒暑之邪相互搏结,表里两伤,以柴胡桂枝各半汤合理中汤加减。十一日,脾阳亏乏,内有痰饮,外有寒热邪气相搏,故采用和中蠲饮之法。十二日、十四日,伏暑外发,寒邪闭郁,终成寒疟,故治疗中针对寒热搏结,寒多热少,偏于温法。十六日,温和胃阳,逐痰饮,诸证痊愈。

19. 阴暑狂躁

龚,左。广厦纳凉,北窗高卧,孰料午睡正酣,汗孔值开,适逢沛然时雨,凉风骤至,寒气袭趋于腠理,顷刻之间,灼热无汗,妄言狂躁。此浅邪新感,当按六气司令,泄之可许,一汗即解。陈香薷一钱,羌活七分,杏仁(去皮尖)三钱,嫩苏梗一钱半,枳壳一钱,桔梗一钱,大豆卷三钱,陈皮一钱,加鲜藿香叶十片。服药后。汗已泄。热已解,病人嗜卧,默默不语,脉象既和,偏于濡细。细询由三日之前曾有夺精之说,兹既新感已泄,勿妨暂投养正。人参须一钱,炒橘白一钱,云神三钱,老苏梗一钱半,川石斛四钱,谷芽四钱,加漂淡姜渣三分(后下)。(《精选明清医案助读·凤氏医案》)

【评析】患者暑日贪凉,三日前房事过度,暑日受雨,阴寒邪气内侵,即发为阴暑,寒邪闭郁体表,阻遏夏日阳气出路,郁而化

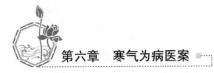

热,故灼热无汗,发为狂躁。暑日伤寒,应祛暑解表,方用香薷饮加减,佐藿香叶清暑祛湿,羌活、苏梗散寒解表,杏仁、桔梗宣肺理气,陈皮、枳壳理中焦气机,与诸药共奏解暑清热之功,故能一剂汗出痊愈。

20. 暑日寒中少阴

文学范铉甫孙振麟,于大暑中,患厥冷自利,六脉弦细芤迟,而按之欲绝,舌色淡白,中心黑润无苔,口鼻气息微冷,阳缩入腹,而精滑如冰,问其所起之由,因卧地昼寝受寒,是夜连走精二度,忽觉颅胀如山,坐起晕倒,便四肢厥逆,腹痛自利,胸中兀兀欲吐,口中喃喃妄言,与湿温之证不殊。医者误为停食感冒,而与发散消导药一剂,服后胸前头项汗出如漉,背上愈加畏寒,而下体如冰,一日昏愦数次。此阴寒挟暑,入中手足少阴之候,缘肾中真阳虚极,所以不能发热,遂拟四逆加人参汤。方用人参一两,熟附三钱,炮姜三钱,炙甘草二钱,昼夜兼进,三日中进六剂,厥定,第四日寅刻回阳。是日悉屏姜附,改用保元,方用人参五钱,黄芪三钱,炙甘草二钱,加麦门冬二钱,五味子一钱,清肃膈上之虚阳,四剂,食进,改用生料六味,加麦冬五味,每服用熟地八钱,以救下焦将竭之水,使阴平阳秘,精神乃治。(《张氏医通》)

【评析】大暑时节,为三之气少阳相火与阳明燥金交节之时,多易病暑湿或者暑温,该患者却发为寒证,原因为夏日"卧地昼寝",又兼"走精二度",所以寒邪乘虚直中少阴,伤及肾阳,病从寒化。肾阳虚,心、脾阳气不得温煦,而致下利、脉细欲绝。心肾脾阳气衰微,则舌色淡白,口鼻气冷,阳缩入腹,精冷如冰,然时医见腹痛自利,与兀兀欲吐,颅胀眩晕,便以停食感冒,而误按发散消导,阳气更伤,大有欲脱之势。故张氏以四逆汤加人参回阳救逆,大补元气。回阳之后,以保元汤温补脾阳、六味丸填补肾阴，使患者阴平阳秘，精神乃治。

21. 二气感寒治验

丁卯二气感寒治验 福建运司副使下邳宋公讳维翰者，以御前进香，舟次武林，时丁卯季春也，其子室偶感寒疾，予治以法而愈。因谈及公在部时，曾染一疾无他异症，惟大小便道作疼，及至厕则无物而愈疼。如此者三年许，都下医士有谓火者、痰者、湿者。最后有僚属荐一名医方，作阴虚治以六味肾气丸得效，然亦竟不能直指，其名曰此何疾也？予即诵北齐尚书褚澄书云：精未通而御女，以通其精，则五体有不满之处，异日有难状之疾，精已耗而复竭之，则大小便道牵疼，愈痛则愈欲大小便，愈便则愈疼。诵甫完而公则扶掌叹赏曰：此数语逼肖当日病状，且京师为四方名士会集之地，三年之疾竟无语及此者，而子乃琅琅诵褚氏遗言令疑情释然。因嘉予之强记云。(《运气商》)

【评析】年干为丁的年份为木运不及之岁，年支为卯的年份司天之气为阳明燥金，金克木，气胜运，生气不足。该患者发病时间为季春，季春为初之气，丁卯年的初之气厥阴风木当令，木不及金气胜，感受寒邪而病，散寒解表而愈。

22. 四气客寒治验

癸酉四气客寒治验 癸酉夏秋之间，阳明燥金迭旺，而四气适太阳寒水加临。然正暑令炎熇之时，寒化一来，燥金乃郁，其病在手足阳明及手太阴肺。此正邪由口鼻而入，受病多于肺胃之说也。太史吴默寘尊翁病咳嗽身热者将两旬，初服发汗及降火止嗽等剂，而恙终未释然。乃召予治，脉尚浮弦。予以辛凉之剂解散之，使金郁泄而寒化平，服数剂而辙效，因馈清肺款花膏获安。若徒用止嗽方药而忽燥寒之气化，则客邪终不能解，且旷日持久元气或因之以虚矣。矧暑令汗泻之时，虽有寒邪不宜大

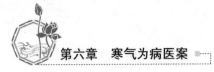

发其汗，以重虚之也。(《运气商》)

【评析】癸酉年，阳明燥金司天，四之气太阳寒水加临，又值暑热之季，寒邪束于表，暑热居于内，邪之所伤在内应阳明胃与太阴肺，表现为咳嗽身热，是金郁之象，《黄帝内经》五郁治则"金郁泄之"，辛以散表之寒邪，凉以清里之暑热，解表清里，"郁金"得泄，而后施以止咳之药，切中病机，以五运郁发之法而治之。

第七章

明清温疫医案

一、概述

我国明清时期为温疫学形成与发展的关键阶段,在这一时期,吴又可编撰了第一部疫病学专著《温疫论》,是中国疫病学史上划时代的著作。此后在《温疫论》的影响下,研究温疫者层出不穷。如戴天章所著的《广瘟疫论》。晚清杨璿(栗山)全面继承吴又可温疫学说并加以阐发,著有《伤寒温疫条辨》;力主火毒致疫说的余师愚著《疫疹一得》,刘松峰的《松峰说疫》、陈耕道的《疫痧草》、熊立品的《治疫全书》、李炳的《辨疫琐言》、王士雄的《重订霍乱论》等温疫专著的问世,使这一历史时期成为中医辨治温疫病证的鼎盛时期,为现今防治烈性传染性疾病提供切实可靠的临床资料。

明清时期的医家十分重视气候环境对疫病发生所起的作用,外在环境如山岚瘴气、黄沙毒雾弥漫、聚集污秽之沟渠、土壤藏污过甚等;另外,天气寒凉萧肃则疫邪收敛闭藏,待到气候温暖干燥之时,疫邪郁蒸而飞腾发越传之于人,此种情况也不容忽视。吴又可提出温疫病是由"戾气"引起,即温疫病因学上的伟大创见———"戾气"学说。在细菌和其他致病微生物被人类发

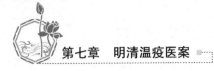

现之前的 200 年,吴又可对传染病的特点能有如此科学的创见是十分宝贵的。此外,吴又可还对戾气的性质、传播途径、侵犯部位、传变特点等进行了细致分析和阐述。

明清医家重视自然因素与温疫发生的相关性,认为气候异常变化乃至自然灾害与疫病的发生、流行密切相关。如大旱、久雨、虫灾、地震等,均可引起疫病的流行。吴又可(《温疫论》)所处的崇祯年间,自然灾害不断,许多地方都流行鼠疫,尤其是崇祯末年各地的瘟疫更是接连不断。如崇祯六年(1633),山西南部普遍出现旱灾,而疫情主要是在山西东南地区流行;崇祯七年、八年,山西西部靠近黄河的兴县"盗贼杀伤人民,岁馑日甚"(万历《山西通志》);崇祯十三年黄河两岸"风大作,麦死无遗,有家无人。食糠榆皮,受饥者面黄身肿,生瘟疫,死者过半"(河南内黄县《荒年志碑》);崇祯十四年(1641),阌乡县春天饥荒大疫(顺治《商水县志》);大名府当年春天无雨,"瘟疫大行,人死十之五六,岁大凶";顺德府由于连年荒旱,"瘟疫盛行,死者无数"(康熙《通州志》)。

明清医家善于运用专方治疗温疫,而专方的产生也多与五运六气有关。如吴有性之达原饮、三消饮,吴鞠通之新加黄龙汤、宣白承气汤,杨璿之升降散等。专方治疫体现了温疫学的病原、病机、病位等一系列学术思想,即吴有性"以物制气""一病只一药之到病也"的主张;但是,古代医家同时又认为"瘟疫不可先定方,瘟疫之来无方也"。可见,循规蹈矩是不切合临床实际的,必须推陈出新、机圆法活。刘松峰《治疫病最宜变通论》言:"惟至于疫,变化莫测,为症多端,如神龙不可方物。临证施治者,最不宜忽也。"因此,本书拟选取明清医家应用五运六气理论治疗温疫的验案,以此借鉴明清医家在治疗温疫类疾病方面独特的理论和经验，以供读者学习。

二、医案评析

1. 杨栗山治暑邪内结案

丁亥五月，监生李廉臣女，年十八，患温，体厥脉厥，内热外寒，痞满燥实，谵语狂乱，骂詈不避亲疏，烦躁渴饮，不食不寐，恶人与火，昼夜无宁刻。予自端阳日诊其病，至七月初三始识人，热退七八而思食，自始至终以解毒承气汤一方，雪水熬石膏汤煎服，约下三百余行，黑白黏稠等物，愈下愈多，不可测识，此真奇证怪证也。廉臣曰：若非世兄见真守定，通权达变，小女何以再生。（《伤寒瘟疫条辨》）

【评析】此述夏月暑热疫邪伤人，热结阳明腑实之证。此证除具有痞、满、燥、实外，还具有上、中、下三焦火毒之证，病情深重，方用解毒承气汤。解毒承气汤由黄连解毒汤、升降散合大承气汤加味而成，用于腑实而热毒亢盛者。

2. 杨栗山治火毒内侵案

戊子秋，举人李煦南长公，约年十五，患温，脉沉伏，妄见妄言，如醉如痴，渴饮无度，以加味凉膈散连下一月而苏。（《伤寒瘟疫条辨》）

【评析】此述运气变衍为火毒，燔灼胸膈所致之证。

戊子年，岁运为火运太过，少阴君火司天，可知该年岁运的五行属性与司天之气的五行属性均为火，该年为天符年。天符年气候变化剧烈，对物候、病候影响很大。《素问·六微旨大论》云："天符为执法……中执法者，其病速而危。"更由于戊子年司天少阴君火与主气三之气少阳相火加临，"二火"合行其令，运气变衍为火毒而发生此病，故方用凉膈散加减。此方清透并举，上

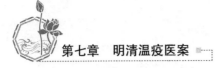

下兼顾,共奏凉膈泄热、清上泻下之效。

3. 李炳治呕厥案

岁丁巳,妇妊脉,忽然呕逆不止,每呕必厥,日十数度,七昼夜不进饮食,进饮食则呕,呕时时有蛔。族人有自谓能医者,日投以药,皆不应,厥益剧。急迎翁,翁诊良久曰:咳否? 妇颔曰:有之,每呕则有微咳倡其先。翁曰:是宜从脉。立秋匝月,肺金乘权,而右寸独沉,病得之失治表,表郁于里,肺失强而肝火扰,寒热相击,所以呕且厥也。用桂枝十六分,干姜五分,黄连七分,半夏、甘草各等分。手摘药趋之服,曰服已必熟睡。或疑其语之决也。已而服药果然,盖七夜不能瞑,至是呼吸闻于外,举家相庆。二更许,睡醒,突大呼,目上视,手振搐摇,首面赤而厥。族人以医不效自惭,复妒翁之能见是状,大言归咎于桂枝、干姜,迫令灌以梨汁。齿龂不受。家母曰:仍宜问翁。翁时犹未睡,闻是即入诊。病者仰卧不知人,喉中喘息。翁曰:非厥也。两寸脉浮,药已有效。左右或咻之。翁耳语谓余曰:无畏,适席间猪蹄汤甚浓,吹去浮脂,灌之以醒为度。如是言,且灌且醒,复酣睡,遂霍然。翁曰:呕七日,胃中液涸,寒气升而枯竭露也。呜呼! 向令翁不诊,必杀于他药,且以姜桂罟矣,则世之谤翁者,果翁之咎耶。自是至明年戊午四月,妇产女,次日称胸背急痛,少选呕厥如旧年匝,一日命在呼吸。家母即命迎翁,翁至,值妇痛辗转于床,惨切不忍言,少时呕逆手掣搐而厥。翁曰:此时脉不可据。然去年之厥,责在呕,今日之厥,责在痛,吾观其由痛而呕,由呕而厥,痛已则呕与厥皆已矣,不可迟,速治药。乃书炙甘草二十分,芍药十分,阿胶十分。曰此血虚而肝气乘之,急食甘,肝急自缓,药入口,痛必平。(《辨疫琐言》)

【评析】妊娠妇人呕逆不止,进食必呕,每次呕逆必昏厥,每天发病十几次,且右寸独沉,病人发病时为立秋之时,肺金乘权,病人为表证失治,表郁于里,金乘木则肺失宣发而肝火内扰,寒热相击,所以呕且厥。李炳方中用桂枝祛风,调和阴阳;干姜温中散寒;黄连清肝热;半夏止呕降逆;甘草调和诸药。

服药后二更许,患者睡醒,突大呼,目上视,手振搐摇,面赤而厥。出现此症状因为患者已经连呕七日,胃中津液枯涸,服药后寒气升而胃津枯的缘故。故李炳命给患者灌以温热之猪蹄汤以滋胃阴,因此,且灌且醒。

妇人产后次日胸背急痛,又呕厥。此系由于产后血虚而肝气乘之,应急食甘,肝急自缓,故李炳给予炙甘草二十分、芍药十分、阿胶十分。

4. 李炳治头面热案

余子延琥病,每巳午未三时,则头面热如火蒸,两肺俞穴烦扰不可耐,气促神躁,不大便,恶水不饮,溲短而黄,翁始以暑治之不应,温以姜术不应,面有红迹似疹,日益见。时闰六月二十五日,翁清晨至曰:君之孙已为医误,此子所关甚重,然病情隐曲,今终夜思之,前此非所治也,当由心阴伤而心阳上越,姑试以甘温。嘱甘草、大枣等令服,未服而身亦有疹大如戎豆,色且紫,他医议用快斑发疹之剂。翁又至曰:脉弦微而不渴,何敢用凉药,且未有疹出而躁若此者,是时躁甚,坐卧行立,皆不宁。翁曰:试以前药服之。服已而躁定。翁曰:未也。俟之良久,果又躁,且呼手足不仁,脐下亦不仁,渐及于胃脘间。翁曰:急矣,吾今日必愈此疾。乃去急治药,促煎之。跣足裸衣,自调其水火,诊脉凡七八次,药熟又诊脉,久之自持药令服。曰:是矣,服之必愈。时正躁急,持其母手而呼,药既入,遂能卧,而诸苦顿失,面上之疹悉没,惟热蒸尚存。翁曰:肾气虚,虚则寒。昨所服者,真

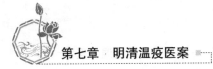

武汤也,气分之寒消,而血分之寒未去,宜温血,服炮姜、当归、山萸肉、熟地黄、甘草。入口遂酣睡,蒸热悉除。越三日,便脓血。或曰:热药所致。翁闻之,急至曰:非澼也。少阴之寒,升于厥阴,用理中汤加吴茱萸服十剂,脓血自止。服之果然。(《辨疫琐言》)

【评析】患者之烦躁甚且有斑疹出,李炳诊之为肾气虚,则生内寒,初服真武汤只能祛气分之寒,故又用炮姜、当归、山萸肉、熟地黄、甘草等温血之品,则"入口遂酣睡,蒸热悉除"。又过三日便脓血,李炳辨为少阴寒证升于厥阴,故用理中汤加吴茱萸服十剂。《汤液本草》云:"(吴茱萸)入足太阴、少阴、厥阴经。"

5. 刘松峰治泡瘤案

万历间金台有妇人,以羊毛遍鬻于市,忽不见,继而都人身生泡瘤,渐大,痛死者甚众,瘤内唯有羊毛。有道人传一方,以黑豆、荞麦末涂之,毛落而愈。(《松峰说疫》)

【评析】此述羊毛疔。羊毛疔,又叫羊毛痧,羊毛疔瘤。初起,患者即觉头痛,全身寒热,状似伤寒,心腹绞痛,日夜连痛不休,尤以呕吐为辨证特征,凡饮食药物水浆入口即吐,大便不通。于前心区及后背部发现疹形红点,进而色变紫黑。若红淡者为嫩,色见紫黑者为老。羊毛疔的发生认为内有痰水食物停积中焦,外受寒邪所致。本医案中用黑豆、荞麦研成细末用水调和,涂抹患处即可痊愈。

6. 萧霆治疫毒痧疹案

张静芳子,初起发热,即便厥晕昏迷。第二日往视,额上色如朱扎额一条,点粒紫黯,身上无多几点,色亦如斯。病势若此,恐成闷痧。急用表里解毒汤,连进四剂,通身汗出如雨,痧终不现。更与四剂,汗出如故。不唯不现,而前所现之点,隐隐欲退,通身汗出如雨，痧终不现。余曰痧退而脉静身凉，其退为吉；痧隐而热渴谵语，其退为凶。无已，庶用鸡矢醴，浊阴以制阳光。用溏而酱色者两堆，以六一散拌和为丸，烘干，还以六一散研和，冰片少许为衣，以掩其臭。牛蒡三钱，炒研，煎汤送下。次日发根，面脸发出红紫晕，宛如疳面。身上紫红如碗大者数处，身热少除，谵语稍退。复进表里解毒汤两剂，而热退身凉。（《温病全书·痧疹一得》）

【评析】"寒者热之"乃中医常用的正治之法。然疫毒痧疹，恶毒蕴于内，烈热发于外，此时"内煎熬而沸腾"，即使迅速应用表里解毒汤亦不一定有所疗效。正如案中所举的张静芳子，病后第二日便已应用了表里解毒汤，连用八剂，虽汗出如雨，可"痧终不现"。此时应用鸡矢醴（即鸡屎）入药，是因为其乃极度浊阴之品，"壮水之主，以治阳光"，与"浊阴能制阳光"之论异曲而同工，皆是阳病治阴之理。

7. 萧霆治疫毒痧疹案

郑氏妇胎前出痧，皮红似锦，舌黑唇干，大便不通，已四日。幸无神昏谵语诸恶症。予曰：痧毒不外发即内陷，非表里解毒，则胎必受伤。拟用表里解毒汤。傍者议曰：麻黄非胎前所宜，大黄乃伤胎之重剂。若服之，胎元其立堕矣。予曰：胎元在下部子宫之内，麻黄止入肺经，不归下部，大黄但走大肠，不走子宫，何为而动其胎耶？况痧毒熏胎，胎乃不固。麻黄散邪，大黄祛毒，邪散毒消则胎不受伤，有何疑虑！幸主人相信，决然服之。表里一松，痧疹渐愈，胎竟无恙。（《温病全书·痧疹一得》）

【评析】疫毒痧疹乃凶险之症，常人患之已经可怖，况且孕妇患之。此时当辨明情况，果断用药。"因胎动而致母病者，安胎即所以去病；因母病而致胎动者，去病即所以安胎。"表里解毒

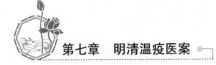

汤乃治疗痧疹的良方,麻黄、大黄乃非用不可的要药,故应救急而用之不疑。然予亦以为,此乃万般无奈的冒险之举,大黄、麻黄此类峻药,不到万不得已,孕产妇还应慎用。

8. 萧霆治疫毒痧疹案

高池客仆妇出痧,通身肌肤红赤,两颐肿胀,颈项与头一般粗大,谵语、口渴、壮热、神昏,连投表里解毒汤二剂。次日,壮热稍凉,左项肿块渐消,右项不退。更投两剂,热退身凉,右项出脓,左手背复发一毒,仍旧穿溃而愈。是症用过表里解毒汤八剂,毒宜尽矣。而左项之毒仍于左手背发出,则疫痧之毒岂易尽耶!(《温病全书·痧疹一得》)

【评析】萧霆举此案说明疫痧之毒不易尽之理。高池客仆妇连投表里解毒汤二剂后,左项肿块渐消,右项不退,此时不要认为左项之毒已消,仍需再进表里解毒汤。于是"更投两剂,热退身凉,右项出脓,左手背复发一毒,仍旧穿溃而愈"。

9. 王旭高治疟案

(某)久患三疟未愈,劳力更感风温,而发时证及今八日。壮热烦躁,汗不能出,疹不能透,热郁蒸痰,神糊呓语,两胁疼痛,难以转侧,胸闷气粗,动则欲厥。所以然者,邪热与瘀伤混合,痰浊与气血交阻,莫能分解,以致扰乱神明,渐有昏喘之险。

豆豉(五钱)　苏梗(一钱)　郁金(一钱)　赤茯神(三钱)连翘(二钱)　丹皮(钱半)　当归(三钱)　杏仁(三钱)　天竺黄(钱半)　木通(一钱)　猩绛(七分)　菖蒲(五分)　青葱　枇杷叶　(《王旭高医案》)

【评析】本案为风温邪气致病,患者兼有疟证,外感与内伤相杂,所以治疗采用清透三焦、活血解毒化瘀的方法。王旭高在《运气证治歌诀》中指出:"运气错杂,不得其正,人在气交之中,受其不正之气,则瘟病生。瘟之为病,虽有五运之分,要皆必有热毒。盖瘟疠郁蒸则成热,互相传染则成毒也。故喻嘉言、张路玉、叶天士辈,治疗瘟疫,清理三焦,均必佐以解毒。"

10. 王旭高治风温案

范　阴虚挟湿之体,感受时令风温。初起背微恶寒,头略胀痛,欲咳不爽,发热不扬,舌白腻,大便溏。峻投消散,暗劫胃津,以至饥不欲食,嗜卧神糊,呃忒断连,癍疹隐约。症方八日,势涉危机。阅周先生方,询尽美善,僭加甘草一味以和之,具生津补中之力,未始非赞襄之一助也。若云甘能滋湿,甘能满中,孰不知之?须知苔薄光滑,胸不满而知饥,乃无形湿热,已有中虚之象,此叶氏所以深戒苦辛消克之剂,幸知者察焉。

牛蒡子　前胡　橘红　天竹黄　郁金　刀豆子　桔梗　神曲　菖蒲　连翘　薄荷叶　竹茹　甘草　枇杷叶

复诊　症逾旬日,系温邪挟湿,病在气营之交,苔白腻而边红,疹点透而不爽,寐则谵语,寤则神清,呃声徐而未除,脉象软而小数。周先生清营泄卫,理气化浊,恰如其分。

羚羊角　连翘　天竹黄　川连　橘红　牛蒡子　半夏　丁香　柿蒂　竹茹　薄荷根　通草　茅根

三诊　热处湿中,神蒙嗜卧,呼之则清,语言了了,舌白腻,脉软数,知非邪陷膻中,乃湿热深漫于上焦,肺气失宣布耳。呃尚未除,胃浊未化,拟从肺胃立法。

射干　杏仁　郁金　橘红　代赭石　川贝　沙参　桔梗　通草　旋覆花　茅根　冬瓜子。

四诊　呃除,苔稍化,欲咳不爽,仍从前法加减。前方去代赭石,加蛤壳、赤苓。

五诊　去旋覆花、射干、桔梗,加豆卷。

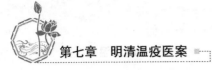

六诊 便泄数次,粘腻垢污,胃浊以下行为顺,故连日沉迷嗜卧,昨宵便惺惺少寐,且屡起更衣,愈觉神烦倦乏耳。今便泄未止,舌苔仍白,身热已和。酒客中虚湿胜,拟和中化浊,仿子和甘露饮。

生洋参 於术 赤苓 泽泻 滑石 鸡距子 广藿 木香 葛花 橘红 通草 竹茹

七诊 病已退,湿未楚,前方加减。前方加参须、於术、神曲、谷芽。(《王旭高医案》)

【评析】该患者为阴虚挟湿之体。初诊时,患者为苔白滑,光亮无津,为湿热邪气蕴于中焦,伤及津液。二诊、三诊热在湿中,所以不能单纯采用清营之法。王旭高在诊疗中,根据"湿淫苦热佐酸淡,枯燥淡泻斯断断"(《运气证治歌诀》)进行处方,同时根据患者症状进行加减。患者脾胃阳气虚弱,又兼阴虚,感受湿温,若用药过于辛燥则伤及脾胃正气,若用药补益脾胃气机则会导致泻热炽盛,因此在本案中采用虚实兼顾之法,用药轻灵,和中化浊,诸证悉愈。

主要参考文献

1. 黄帝内经素问.北京:人民卫生出版社,1963.

2. 灵枢经.北京:人民卫生出版社,1963.

3. 颅囟经.北京:人民卫生出版社,1956.

4. (后汉)华佗撰.农汉才点校.中藏经.北京,学苑出版社,2007.

5. (唐)孙思邈著.焦振廉等校注.备急千金要方.北京:中国医药科技出版社,2011.

6. (晋)王叔和著.陈婷校注.脉经.北京:中国医药科技出版社,2011.

7. (宋)陈无择著.王象礼,张玲,赵怀舟校注.三因极一病证方论.北京:中国中医药出版社,2007.

8. (宋)刘温舒著.张立平校注.素问运气论奥.北京:学苑出版社,2009.

9. (金)李杲撰.赵立岩点校.兰室秘藏.北京:中医古籍出版社,1986.

10. (金)刘完素著.宋乃光点校.素问玄机原病式.北京:中国中医药出版社,2007.

11. (金)李东垣著.张年顺校注.脾胃论.北京:中国中医药出版社,2007.

12. (金)张从正著.王雅丽校注.儒门事亲.北京:中国医药科技出版社,2011.

13. (元)王好古.汤液本草.北京:中国中医药出版社,2008.

14. (明)张介宾.类经.北京:中医古籍出版社,2016.

15. (明)王九思等.难经集注.北京:中国医药科技出版社,2011.

16. (明)江瓘.名医类案.北京:人民卫生出版社,1957.

17. (明)张介宾.景岳全书.上海:上海科学技术出版社,1959.

18. (明)周慎斋.慎斋遗书.上海:上海科学技术出版社,1959.

19. (明)李时珍.本草纲目.北京:中国医药科技出版社,2016.

20. (明)王肯堂撰.倪和宪点校.证治准绳.北京:人民卫生出版社,2014.

21. (明)徐亦稚.运气商.北京:中医古籍出版社,2009.

22. (清)余霖(师愚).疫疹一得.北京:人民卫生出版社,1956.

23. (清)刘奎.松峰说疫.北京:人民卫生出版社,1987.

24. (清)程文囿.杏轩医案—初集 续录 辑录.安徽:人民卫生出版社,1960.

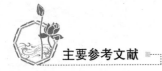

25. (清)谢映庐著.孙迎春点校.谢映庐得心集医案.北京:学苑出版社,2011.

26. (清)吴瑭.温病条辨北京:中国医药科学技术出版社,2013.

27. (清)吴天士著.张存悌,赵效勤,白龙编校.吴天士医话医案集.沈阳:辽宁科学技术出版社,2012.

28. (清)薛雪著.鲁兆麟点评.薛雪医案.北京:北京科学技术出版社,2014.

29. (清)张璐.张氏医通.上海:上海科学技术出版社,1963.

30. (清)杨璿著.李玉清校注.伤寒瘟疫条辨.北京:中国医药科技出版社,2011.

31. (清)王旭高.王旭高医案.上海:上海科学技术出版社,1965.

32. (清)王旭高著.褚玄仁辑注.王旭高医书全集·运气证治歌诀.北京:学苑出版社,2001.

33. (清)张志聪.素问集注.浙江:浙江书局,清光绪十六年庚寅(1890)

34. (清)吴达编著.王新华著.医学求是.江苏:江苏科学技术出版社,1984.

35. (清)叶天士著.徐灵胎评.临证指南医案.上海:上海科学技术出版社,1959.

36. (清)陈念祖著.刘燕君校注.神农本草经读.北京:中国中医药出版社,2011.

37. (清)吴瑭著.王绪鳌点校.吴鞠通医案.北京:人民卫生出版社,1960.

38. (清)顾金寿著.鲍燕校注.吴门治验录.北京:学院出版社,2012.

39. (清)俞震著.袁久林校注.古今医案按.北京:中国医药科技出版社,2014.

40. (清)魏之琇.续名医类案.北京:人民卫生出版社影印,1957.

41. (清)唐容川著.谷建军校注.血证论.北京:中国医药科技出版社,2011.

42. (清)王九峰.王九峰医案.北京:中国中医药出版社,1998.

43. (清)林佩琴.类证治裁.上海:上海科学技术出版社,1959.

44. (清)何炫著.何时希.何嗣宗医案.上海:学林出版社,1982.

45. (清)喻昌著.史欣德整理.医门法律.北京:人民卫生出版社,2006.

46. (清)俞根初著.徐荣斋重订.重订通俗伤寒论.北京:中国中医药出版社,2011.

47. (清)曹仁伯著.江一平等校注.吴中珍本医籍四种·曹仁伯医案北京:中国中医药出版社,1994.

48. (清)张乃修著.苏礼,王怡,卢棣等整理.张聿青医案.北京:人民卫生出版社,2006.

49. (清)薛生白著.周小农初校.扫叶庄医案.上海:上海科学技术出版社,2010.

50. (清)唐笠山辑.丁光迪校.吴医汇讲.北京:中国中医药出版社,2013.

51. (清)刘子维,李俊著.王爱国点校.圣余医案诠解.北京:人民军医出版社,2009.

52. (清)钱艺撰.杨杏林点校.慎五堂治验录.上海:上海科学技术出版社,2004.

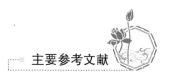

53. (清)雷丰.时病论.福州:福建科学技术出版社,2010.

54. (清)李炳.珍本医书集成·第七册·内科类·辨疫琐言.上海:上海科学技术出版社,1986.

55. (清)江笔花.笔花医镜.上海:上海科学技术出版社,1958.

56. 珍本医书集成·医案类.上海:上海科学技术出版社,1986.

57. 曹洪欣.温病大成.福州:福建科学技术出版社,2008.

58. 周仲英,于文明.中医古籍珍本集成.长沙:湖南科学技术出版社,2014.

59. 胡国臣总主编.盛增秀主编.王孟英医学全书.北京:中国中医药出版社,1999.

60. 曹炳章原辑.清代名医医案精华.北京:农村读物出版社,2007.

61. 曹炳章.中国医学大成续集.上海:上海科学技术出版社,2000.

62. 秦伯未.清代名医医话精华.北京:中国书店出版,1988.

63. 秦伯未.清代名医医案精华.影印本.北京:人民卫生出版社,1956.

64. 丁甘仁.丁甘仁医案.上海:上海科学技术出版社,1960.

65. 李洁.近代国医名家经典案例.上海:上海科学技术出版社,2012.

66. 李顺保.温病全书.北京:学苑出版社,2002.

67. 周慎,杨维华.精选明清医案助读.湖南:湖南科学技术出版社,2010.

68. 张锡纯著.于华芸等校注.医学衷中参西录.北京:中国中医药出版社,2011.

69. 唐明邦主编.唐明邦等注评.周易.武汉:长江文艺出版社,2015.

70. 王国辰总主编.郑洪新主编.张元素医学全书.北京:中国中医药出版社,2006.

71. 王学权著.楼羽刚,方阳春点校.重庆堂随笔.北京:中医古籍出版社,1987.

72. 程绍恩.中医运气学.北京:北京科学技术出版社,1982.

73. 方药中.内经素问运气七篇讲解.北京:人民卫生出版社,1984.

74. 任应秋.运气学说.上海:上海科学技术出版社,1983.

75. 杨威.古代中医时病医案.北京:中国中医药出版社,2010.

76. 苏颖.中医运气学.北京:中国中医药出版社,2012.

77. 苏颖.明清医家论温疫.北京:中国中医药出版社,2013.

78. 苏颖.五运六气概论.北京:中国中医药出版社,2016.

79. 苏颖.五运六气探微.北京:人民卫生出版社,2014.

80. (宋)钱乙著,阎孝忠编集,郭君双整理.小儿药证直诀.北京:人民卫生出版社,2006.

81. (清)张文正.续貂集.北京:中医古籍出版社,2011.